一只树懒的
自我关怀

LIVE MORE SLOTH

[英] 蒂姆·柯林斯（Tim Collins）著

陈赢 译

人民东方出版传媒
People's Oriental Publishing & Media
东方出版社
The Oriental Press

图字：01-2022-0403 号

LIVE MORE SLOTH
Copyright © Michael O'Mara Books Limited 2018
The simplified Chinese translation copyrights © 2022 by People's Oriental Publishing &
Media Co., Ltd. All rights reserved.
Simplified Chinese rights arranged through CA-LINK International LLC

中文简体字版专有权属东方出版社

图书在版编目（CIP）数据

一只树懒的自我关怀 /（英）蒂姆·柯林斯著；（立陶宛）卢卡·瓦插画；陈赢译 .
—北京：东方出版社，2022.11
书名原文：LIVE MORE SLOTH
ISBN 978-7-5207-2914-7

Ⅰ.①—…　Ⅱ.①蒂…②卢…③陈…　Ⅲ.①心理健康—通俗读物　Ⅳ.① R395.6-49

中国版本图书馆 CIP 数据核字（2022）第 142134 号

一只树懒的自我关怀
（YIZHI SHULAN DE ZIWO GUANHUAI）

策 划 人：郭伟玲
产品经理：郭伟玲
作　　者：［英］蒂姆·柯林斯
译　　者：陈　赢
责任编辑：刘越难　郭伟玲
责任审校：蔡晓颖
统　　筹：姚　恋
出　　版：东方出版社
发　　行：人民东方出版传媒有限公司
地　　址：北京市东城区朝阳门内大街 166 号
邮　　编：100010
印　　刷：北京联兴盛业印刷股份有限公司
版　　次：2022 年 11 月第 1 版
印　　次：2022 年 11 月第 1 次印刷
开　　本：787 毫米 ×1092 毫米　1/32
印　　张：6.5
字　　数：90 千字
书　　号：ISBN 978-7-5207-2914-7
定　　价：39.80 元
发行电话：（010）85924663　85924644　85924641

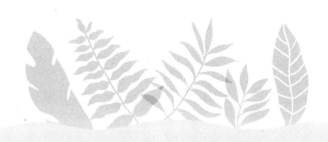

　　把你的心当作一片喧闹的热带雨林，你心里升腾起的所有念头都是吵嚷蹦跶的动物们——唠叨着喊你快报税的是南美吼猴；操心着炉子关没关的是尖叫的鹦鹉；你心里持续播放的背景杂音"活儿干得还不够多"，其实是一百只亚马孙树蟋蟀在唧唧叫。

　　现在，想象这些烦人的小动物一个接一个地全部消失了，热带雨林里只剩下高高的大树、厚厚的绿叶，还有悬挂在枝头的树懒隐士，它正沉浸在充满喜悦的平和之中。

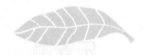

生活中的一地鸡毛

皆可为"懒式①修行"

——树懒大师
来自热带的朋友

————————————

推荐序

乐安懒

张沛超　博士
资深心理咨询师

这是一篇"难以下笔"的序言。

每当我打开文稿开始阅读，就会有一串串"懒"字不断地呈现在眼前，然后看着看着……如被催眠一般眼神就散了，大脑中开始出现一片片的空白……懒……懒……乐安懒……然后我就关上了文档！

"懒"这个字眼，从我自小的体验里就似乎像贬义词：偷懒、懒惰、好吃懒做……哪怕家长和老师在说别人，这催眠如催命的效果还是深入骨髓。所以自从记事以来我不敢停，不敢慢，不敢"无所事事"。

有趣的是，这本书刷新了我对"懒"字的印象。本书的"懒"完全是褒义词，指的是"树懒"的"懒"，表示拥有树懒那般气定神闲、自在松弛的内在状态。书中的"懒式修行"被比喻为人类的"正念修行"。有点意思。这让我意识到是时候乐于懒，安于懒了。

干起了心理咨询这个行当，我才发现比自己"勤奋"的人可不少！彻夜刷题心急如焚的学生、午夜狂奔赶飞机的老板、顶着身体的病痛却就是无法放手的职场打工人……宛如树林中的猴子，没有片刻停歇，就更别提"自我关怀"了。

对焦虑的大多数人而言——自我是个奴隶，自我不值得关怀。

这本"应时"、"适时"且"及时"的小书仿佛是盛夏里的一缕微风，一开始我把它视为一个不得不消灭的工作任务，但读着读着竟变成了一种享受，心情舒畅。

我没有亲眼见过树懒这种动物，只是浏览过不少有关这种"神兽"的逸事。看完这本书，我的脑海中浮现出了一个特别的"树懒"形象：身处纷繁复杂的人间，就算外在扰动，它就是"不为所动"。不紧不慢，一呼一吸间，平静如水，是对当下的悦纳。

心有旷野，自洽如风。向内看，树懒的心中，自在无边。这也难怪树懒兄被郭编辑幽默地称为"树懒大师"了。

树懒大师的这种"懒式心境"，也让我联想到了古人的养生智慧。"天之道，损有余而补不足"，慢下来，静下来，虽然难，但是值得的。老子："致虚极，守静笃，万物并作，吾以观其复。"庄子:"形固可使如槁木,而心固可使如死灰乎?"《素问·上古天真论》曰:"恬淡虚无,真气从之,精神内守,病安从来。"

当然,这本书的内容不如我所引文言般古奥,你可以在任何地方打开小读,开启一段自我关怀之旅。

祝大家乐安懒。

2022 年 7 月 16 日于深圳

译者序

不是懒，是禅

陈赢　博士
国家二级心理咨询师　心理学译者

人类总有羡慕动物的时候。我们羡慕空中飞翔的鹰、旷野上奔驰的马、大海里遨游的鲸，也许还有精通无影掌的猫咪，却很少听到哪个人说羡慕树懒。对刷剧都要倍速播放的现代人来说，速度是这个时代的美德，慢吞吞的树懒简直就是一个不合时宜的搞怪演员。因此，当编辑伟玲联系我翻译这本书时，我的第一反应是张大嘴"哈——哈——哈"！是的，某著名动画片里的树懒老兄笑起来如慢镜头卡壳般的喜剧效果，顿时在脑海里显现。"慢"，也是我此前对树懒的唯一印象。

出于好奇，我打开这本小书，想看看这个小家伙能给越来越没耐心的人类支什么招。没想到，作者轻松幽默的解读，让我时不时笑出声，原来你是这样的树懒！小动物蕴藏大智慧。合上书本，我的眼前浮现出一位毛茸茸的参禅大师，无论吼猴与鹦鹉怎样喧哗，它自岿然不动，笑而不语，略带一丝狡黠的眼神里，闪烁着参悟的光芒。

原来，这是一本关于正念的书。别具一格的是，全书只提了一次"正念"，却写就了一册细致入微的正念练习指南。其中出现频率最高的词不是"懒"，也非"慢"，而是"calm"——"静"。借助汉语表达的丰富性，我想尽力传递出"静"在各种情境下的美妙意韵。你会发现，"懒"只是表象，"慢"是技术，"心魂俱静"才是懒式修行真正想抵达的境界。放慢速度，觉察呼吸，专注当下，像树懒隐居在静谧茂林那样，守护内心的宁静国度。

正念常常需要我们入定，却不局限于此，而是"动"与"静"的糅合贯通。不论是在办公室、野外，还是泳池，不论我们是在用餐、洗澡、锄草、散步，还是出行、约会、带娃，都可以在行动中练习正念。正如永嘉玄觉禅师于《证道歌》所言，"行亦禅、坐亦禅，语默动静体安然"。在垫子上打坐，是为了更好地走下垫子。本书的很多章节都与垫子之外的正念有关，树懒会教我们如何在日常生活中成为一个平和、有趣又充满幸福感的懒式修行者。

书中另外两个高频词是"呼吸"与"专注"。生命存在于一呼一吸之间，因而，气息是否均匀，是否舒畅，反映了我们身心的状态。专注于在呼吸中内观，自然也是一种自我关怀。当然，我也曾疑惑，作者何必重复提及那么多次呢？读完小书后我悟了：反复实践，恰恰是正念最朴素的道理。道理都懂却依然过不好，也许正是因为在"知"与"行"之间还差了实践的决心吧。坚持不下去的时候，想想树懒吧。它们以 241 米的时速爬一棵心爱的树，觅一片可口的树叶，追求一个亲密不到一分钟的配偶，还花一天时间下树就为了挖坑埋屎，这是何等的决心，何等的励志！坚持练习，直至懒式修行成为日常习惯，是这本小书的核心要义。它不是一本读懂意思就可以放下的小书，而更适合摆在床头或带在身边，需要时随时提醒自己，"嘿，别忘了自我关怀！"

　　自我关怀并不止于正念呼吸，更重要的是，要时常"忘我"。社交媒体时代的人类似乎越来越自恋，同时又很需要被看见与肯定。很多烦恼大约就来自既不舍得放下自我，又尚未掌握关怀自我的要领，于是"自我"就这么横亘在通向幸福的路上。树懒认可自己，懂得自我满足，却并不自恋；它们既非"社恐"，也不当"社牛"；它们不在意有多少人给自己点赞，不会羡慕嫉妒朋友圈里的炫耀帖，我猜连这本书有多少人喜欢，它们也根本不放在心上。无论外界怎样评价自己，树懒都宠辱不惊，照样愉悦地沉浸在懒式修行里。佛家有名言"外不着相，内不动心"，即是对"禅定"二字的释义。你可以慢慢地读这本书，细细体会树懒的禅意。

最后，剧透一下全书最打动我的一句话——"剧透一朵云的曼妙"。树懒特别爱观云，即使被小鸟剧透了一朵曼妙的云，它也还是很高兴。本序若有剧透，希望你不要介意，依然可以享受这本书带给你的喜悦。若你和我一样也喜欢抬头看云，你知道，我们不是懒，而是懂得自我关怀的树懒。

2022 年 7 月 27 日于上海

目　录

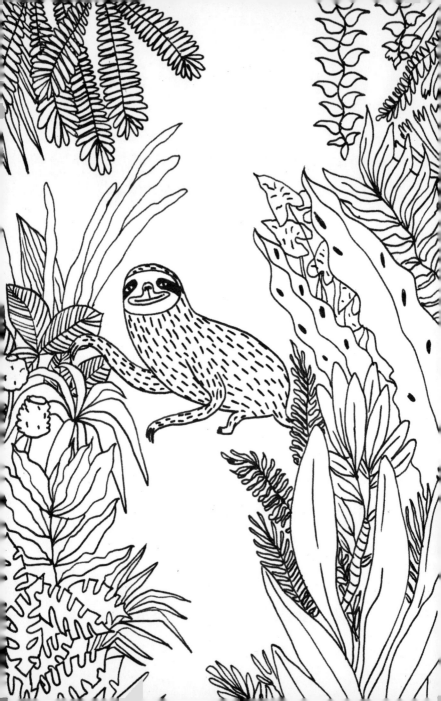

序 章
偶遇，雨林中神秘的隐士

前不久，我去了中美洲的热带雨林徒步。我正在路上走着，一只动物从我的面前经过。它长得奇奇怪怪，四肢又细又长，小脑袋圆圆的，嘴咧得大大地在笑呢。不必说，这位，自然就是我们的树懒朋友啦。

三个小时过去了，这位朋友终于过完了"马路"，而我发现自己陷入了沉思：它为什么笑得那么甜？

我的结论是：树懒开怀大笑，是因为它很幸福；让它幸福的，是它的心态。

我们不如就拿树懒和人类作个小小的比

较吧。

人类费时费力，是为了拥有更拉风的车、更逼真的电视机、更华丽的大理石厨房台。树懒呢？它想要的不过是再薅一把树叶尝尝。

人类疯狂地发美颜自拍照。树懒呢？就算哪天长出了一对拇指，它也不会稀罕。

人类为五年后的自己发愁。树懒却很笃定，五年后，它会待在同一根树枝上，距离现在的位置就挪远那么一点儿。

就在那一刻，我顿悟了。人类要是能表现得更像树懒一点儿，就会更有幸福感。

我决定花点儿时间和树懒相处，观察它们的生活之道，以便把我学到的分享给各位。可惜呀，它们对我的影响太深，以至于我都懒得做笔记了。

几个月后，我重返树懒的地盘，这回我提醒自己要详细地记录下来。我召集了一个树懒大师组，就人类如何提高生活质量的问题征询意见。

我把现代人类生活的方方面面解释给树懒们听，请教它们，人类该做些什么样的改变。树懒大师的会议持续了很久，一方面是因为树懒老打盹；另一方面，也因为我费了老大劲跟它们解释什么是广告推销电话。

我发现，这群哺乳动物看着呆萌，却揣着大智慧。在这本书里，我会告诉你，用树懒的节奏生活为什么更能让我们心满意足。

我会说，相比在工业园里堵车，抽时间尽情感受自然更能丰富你的生活。相比于多项任务同时进行，一次完成一个任务能帮你慢下来，这样反而能快起来。你可以立刻行动，扔掉三明治，关掉手机，挂断线上会议，好了，现在从浴缸里爬出来吧。

我还会介绍我做过的超级棒的实验。比如，我给手提电脑装好最新版 Excel 软件，送给一只树懒，结果被它从树上扔了下去。想一想，这教会我们什么？

循着树懒朋友的慢速赛道，走向更美好的生活吧。或许，你会发现自己也在咧嘴笑。

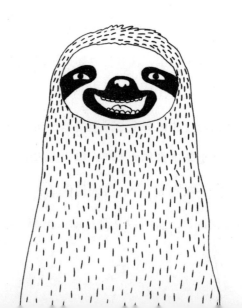

亲爱的树懒朋友，会教你这些事情：

放慢节奏，和树懒同频，为什么有价值。你想加快节奏，达到树懒的速度也行，如果你是座冰川的话。

"树懒化"是怎么让你更有自信做自己的。树懒可没想当一只猎狗，因为即便努力，要变成一只哈巴狗都太难了。

当你身陷激烈的竞争，树懒的速度如何助你一臂之力。

如何通过树懒的饮食方式，越吃越平和。

❋ 为什么进行懒式社交要好过当一只社交蝴蝶。

❋ 摆出"树懒式下趴"的姿势,四肢伸展趴地上,你的快乐会加倍。首先,发小广告的见了你保准绕道走。

❋ 如何成为一个更有树懒风范的家长。

❋ 怎样像树懒那样一觉睡到天亮。

❋ 如何重新布置你的家,从而开始懒式居家生活。

❋ 古老而神秘的懒式瑜伽。

※ 让你与树懒同乐的休闲方式。

※ 如何像树懒一样与大自然建立联结。

※ 如何在着装上穿搭出树懒的风格。

※ 如何以树懒的方式在现代社会中保持淡定。

※ 懒式修行为什么能让你更平心静气。

不为人知的龟兔赛跑：
兔子、乌龟和树懒

相信大家都听过龟兔赛跑的伊索寓言。自命不凡的兔子对自己太有信心了，打了个盹儿，一觉醒来，睿智的乌龟已经凭借缓慢而坚定的爬行，赢得了比赛。

诸位可能不知道，那则故事的第一稿叫《兔子、乌龟和树懒》。在那个 1.0 版本里，一只树懒正从树上望着兔子和乌龟，寻思着：那俩家伙为什么从一开始就要费那个劲去比赛呢？故事的寓意是，在你最喜欢的树枝上晃悠，要比屈服于愚蠢的竞争有趣得多。

但伊索最后还是重新安排了情节，真可惜

呀！要不然，在两千年的时间长河里，人类就能从树懒的智慧里获益了：头一个，绩效考核能给诸位免了。

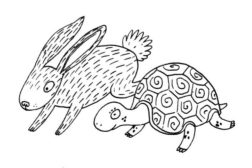

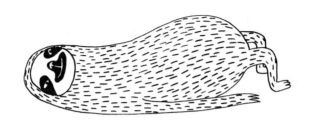

第一章

对话树懒大师，尝试懒式修行

"懒式修行"，就是要让你被各种念头占线的头脑安定下来，聚焦于当下。这和正念相似，只不过你得假装自己是只树懒。

"懒式修行"可以在任何地方进行，但最好是摆出"树懒式下趴"的姿势，身体朝下，四肢伸开，头歪向一边。要是办公室有人问你这是在干吗，你就回答他们"回头再聊哦"，然后再也

31

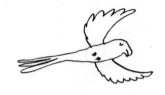

不用聊了。

闭上眼睛，深吸几口气，把你的注意力放在气息的起伏和呼吸的感受上。

如果心思又飘到了待办事项，或者耳边又浮现阴阳怪气的同事说的某句话，记得把注意力带回到你的呼吸上。通过凝神呼吸来聚焦于此时此刻，不思过往，不念将来，安住当下。

把你的心当作一片喧闹的热带雨林，你心里升腾起的所有念头都是吵嚷蹦跶的动物们——唠叨着喊你快报税的是南美吼猴；操心着炉子关没关的是尖叫的鹦鹉；你心里持续播放的背景杂音"活儿干得还不够多"，其实是一百只亚马孙树蟋蟀在唧唧叫。

现在，想象这些烦人的小动物一个接一个地

全部消失了，热带雨林里只剩下高高的大树、厚厚的绿叶，还有悬挂在枝头的树懒隐士，它正沉浸在充满喜悦的平和之中。

把心里的碎碎念调成静音，去体验真正的安宁，是需要练习和自律的。但只要像树懒那样坚持不懈，终有一天你会做到。

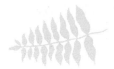

　　古时候的树懒可长达 20 英尺（约 6 米），重达 4 吨。它们生活在距今 1.1 万年至 5000 万年前的南美洲。可惜的是，它们灭绝了。和大象一个尺码的树懒要是活在今天，会是史上最酷的宠物了。

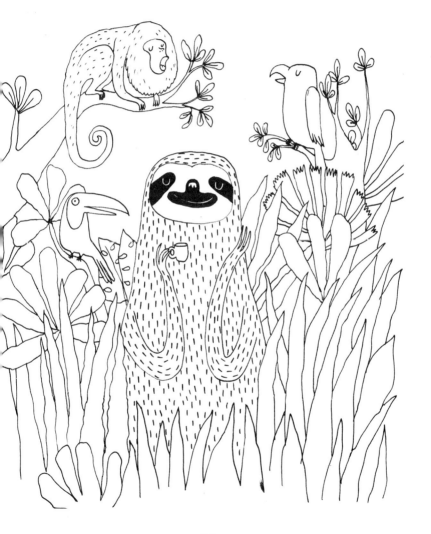

第二章

懒式节奏：让生活，
放慢到每小时 241 米

如今这日子实在是做什么都快。我们开着快车去快餐店吃快餐，随后快马加鞭地赶去看快节奏的系列片《速度与激情》，接着飞奔回家几句话聊完电影有多糟，最后百米冲刺地上床做个速战速决的梦。

你见不到任何一只树懒会做这样的事。就凭它每小时 241 米的地面速度，树懒根本不怕头顶上方的超速拍摄，除非那儿停着一只美洲角雕。

人类总是要求自己忙个不停。工作中，他

们总想要承担更多的责任，直到日程表涂满了让人头昏眼花的会议安排和截止日期。回到家不过是跳进了另一个火坑，他们又开始紧张地整起家务和修理的杂活儿来了。

树懒呢，它们可没有那种压力。花几个小时光看天边的云朵飘来飘去，它们也不会觉得有什么可内疚的。这差不多就是它们的视频网站了。

在练习"懒式修行"时，你会学到如何通过放慢速度，从生活中收获更多东西。

这意味着慢慢用餐，有意识地觉察咀嚼和吞咽的动作。

这意味着上班时放慢节奏，你会发现自己能做更多的事。

这意味着稳稳地干完一份工作，在切换工作时让自己休息一下。

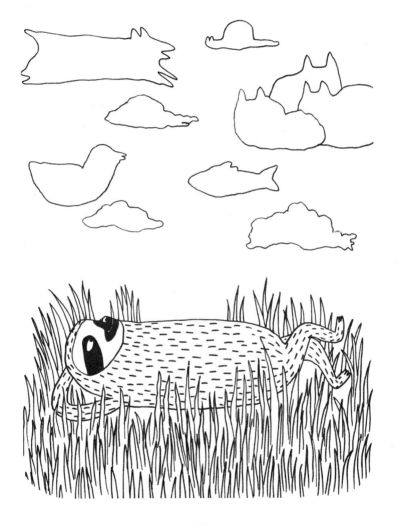

这意味着你在做散步和读书这类活动时要不紧不慢，这样你才有时间发现有趣的细节。

这意味着如果下趟火车几分钟后就到，那就不要急匆匆地赶这一班。

这意味着不要紧贴着别人的车还不停闪车灯，就因为那些车比限速慢了一丁点儿。

正因为慢，树懒在地球上生存了几百万年。它们的主要天敌靠的是观察动静来发现猎物，于是树懒就这样逃过了掠食者的注意，又可以再享受几千年的惬意生活。

放慢速度，跟树懒同步，这样可以抵御现代人类生活的各种危害。正如树懒逃过了老鹰、蛇和美洲豹的追捕一样，你也能帮助自己避开压力、焦虑和超负荷运转。

是时候给你的生活调个速了，每小时 241 米。

第三章

拒绝无效忙碌：
你是树懒，还是鼠宝？

有一名员工叫鼠宝，另一名员工叫树懒，我们来设想一下它们的工作方式。

鼠宝每天清晨 6 点醒来，努力挤进拥挤的车厢，耐着性子开着没完没了的会。下班了，它匆匆忙忙赶回家，一屁股瘫在床上，准备迎接和今

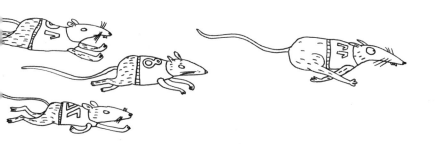

天一模一样的明天。

另一边，树懒则把闹钟定在早上 7 点，不过它会允许自己再小憩片刻，洗个热水澡再出门。等它跌跌撞撞地登上列车时，已经过了上班高峰，反而坐到了空位。树懒在椅子上慵懒地坐上一天，偶尔敲几下键盘，慢悠悠地享受午休。同事们还在工作，它早已麻溜地下班了。

可是，树懒却比鼠宝做完了更多的工作。这是怎么回事呢？

工作中，你是鼠宝还是树懒？

鼠宝在各种任务之间反复横跳，它看上去忙，其实并没有多少成效。

树懒在做任何事情前都会暂停一下，确保自己清楚，它想要做什么，以及它要怎样去做成这件事。

鼠宝身兼数职，一心多用。它在不同的工作中来回切换，感觉自己很努力，实际却什么都没干完。

树懒一次只做一件事。它专注于一项工作，直到大功告成，接着才把下一个事项提上议程。

鼠宝一直在查看电子邮箱，常常抛开手头的事情去打电话。

树懒把要做的事情分成几块处理，所以它不会一整天都被工作纠缠。有些人会因为树懒没有及时回复而恼火，但树懒并不放在心上。

鼠宝总想把一天的安排塞得满满当当的，实际上却做不了那么多。它工作到深夜，却只能让自己在数不清的事情上取得一丁点儿进展。

树懒为日常工作设定现实的目标，不急不慢地推进。等目标达成了，它就放下这部分工作。

杂乱无序，会毁了你的一天

你要有所觉察，什么时候一心一意，什么时候三心二意。把你想做的事情，按照你想要的次序，列成一张切实可行的清单。

回邮件、回电话之类的琐事可以集中在一个时间里完成，这样你就不会一整天都耗在这上面。

尽心尽力、全神贯注地去做每一项工作，就像树懒在认真爬向一棵树一样。

像辛勤的农夫，一锄一锹地耕作

鼠宝整日都像打仗一样匆匆忙忙，慌慌张张。面对棘手的挑战，它会感觉压力山大，精神崩溃，在办公室里急得团团转，冲着电话大吼大叫。

树懒像个辛勤的农夫，一锄一锹地默默耕作。即使是树懒，也会时而有压力，可压力不会击垮它，反而激活了它的能量。

鼠宝在一堆工作中疲于奔命，连喘口气的工夫都没有。

树懒做完手头的事，会奖励自己放空一会儿，让心在片刻的宁静中舒展开来。

鼠宝午餐时也在工作，把黏糊糊的蛋黄酱都沾到了电脑键盘上，这下怎么也弄不干净了。在令人烦躁的午后，它终于一蹶不振了。如果它抽空喘息一下，干活的劲头要比现在大得多。

树懒给自己的午餐时间足够长，它会寻找一个鸟语花香、绿意盎然的最佳位置坐下，哪怕那片绿荫是在园区的中央环岛上。它专注地嚼着树叶，享受美食带来的快乐，然后心旷神怡地回去上班。一整个下午，它的工作都卓有成效。

休息，休息一下

每完成一个事项就休息一下。你甚至可以走出办公室，晒一晒太阳，或者淋一场毛毛雨。你的鼠辈同事们会觉得你还不够卖力，但作为一只树懒，你毫不在意。

把你正要做的事情先放一放，花十分钟放松一下吧。当然前提是，你面前没有疼得嗷嗷叫的病人等着你动手术。我是说，大多数情况下，不会有人因为你喘了口气而断气的。

屏蔽鼠宝和角雕，心无旁骛地工作

鼠宝不会错过每一个受邀请的会议，因为它想让所有人看到，自己有多辛苦。

树懒不会参加每一个不必要的会议，它说"不"的时候也不会忐忑不安。

鼠宝在每个会议上都要发表长篇大论，哪怕大家的耳朵都听出了老茧。其他人发言时，鼠宝并不听，而是思考着下一个工作。结果自然是，当别人问它"你怎么看"时，它只好即兴胡诌几句。

树懒会花时间倾听别人的话，心无旁骛地专注于当下，不会任由思绪飘到将来要做的事情上去。

鼠宝觉得自己什么都没做成，心情很沮丧。

它把气撒到实习生鼠仔身上，冲着它大喊："我要榛果拿铁，谁让你买焦糖拿铁！"

树懒照着工作列表一项一项踏实地完成，每勾掉一项，就抽出时间向自己道贺。

鼠宝把本可以投入到工作中的精力浪费在办公室政治上。

树懒不参与办公室的口舌之争。除非，和它共事的是只角雕。角雕们可真是太可怕了。

鼠宝整天都放不下工作中的不愉快。它老跟自己念叨："我的老板是白痴！我的薪水不够高！我功劳那么大，却从来没得到足够的认可！"

树懒关注工作带来的好处。它明白，有些事情可以更好，但与其思来想去地苦恼，不如先怀着感激的心情，对顺利进展的一切说一声谢谢。

鼠宝下班回家时，很难让大脑跟着电脑一起关机。它总感到还有工作没完成，心里纠结着明天要做什么。

树懒在工作收尾时心存喜悦，对一天的成果十分满意。它把心调到了工作勿扰模式，尽情享受夜晚的时光。

张弛有度，斩断较劲的思维

对不重要的会议说不，把精力放在你真正需要参加的会议上。努力当一个会倾听的人，保持清醒的觉察。

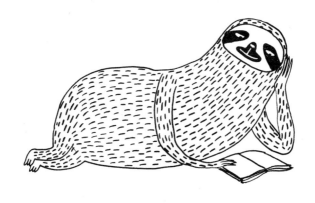

不同于树懒，人类天生擅长哪里不顺，就在哪里较劲。但你的思维是可以摆脱这种习惯的。有意识地帮自己想一想，工作总有让你喜欢的地方，再想一想，近期你总有表现出色的地方。

下班后，试着让自己沉浸在宁静慵懒的状态中，比如去读本书、涂个鸦，或者散个步。做一件跟上班很不一样的事情，可以帮你的身心更快地松弛下来。

从现在起，成为那只树懒

要是见到一只老鼠在路边上蹿下跳，大多数人都会厌恶地打个寒战。可是，如果是只树懒，我们会欣喜地望着它从容漫步。届时，看见这位来自热带的朋友在公交站旁等车，也没有谁会大惊小怪了。

想一想，伴你左右的都是树懒而不是鼠宝，日子该有多美好！就从你开始，化身第一只树懒吧，其他人也会受你鼓舞，加入你的树懒俱乐部。说不定，当你走进办公区，你会发现那里俨然是一片静谧的雨林了。

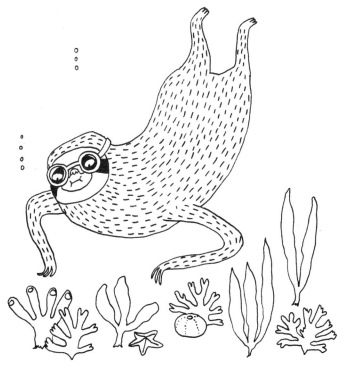

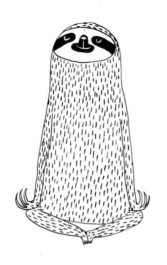

第四章

懒式爱好：放松头脑，过程可比结果重要

　　对树懒来说，爱好并不是什么必需品。每天能规律地吃饱睡好爬个树，对它们来说已经相当幸福了。不过，要是你的生活方式会带来更多压力，或许是得找个法子让自己放松一下。

　　问题是，培养爱好有时很费心力，到了跟卖

命加班似的累人地步。自然，没有一只树懒会对此持赞成态度。

我和树懒大师组讨论了人类十种不同的爱好，想看看哪些爱好能让它们打着哈欠点赞。

没有艺术细胞，也可以自我欣赏

花一两个小时，安静地画一张水彩画，树懒表示很喜欢这个主意，它们认为这是"懒式修行"的好法子。

"懒式绘画"的关键是：不用操心自己有没有高超的艺术造诣，用心享受创作的过程。把注意力放到调色板上，画笔"唰唰"地来回挪动，你的心也跟着缓缓地安定下来。如果从前的小学艺术课老师骂骂咧咧地闯入你的脑海，礼貌地把他请出去就好。

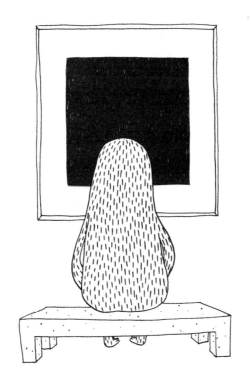

对于其他艺术形式，树懒却感觉有些一言难尽。比如雕塑，在它们眼里跟干苦力有得一拼，尤其是在凿石头、锤金属的时候。可是，它们对观念艺术又颇有好感，特别是拿居家用品往美术馆一摆就能升华大家认知的那种——比如，尿壶。树懒们被深深地打动了，这也太省力了吧！它们纷纷打听，自己的作品《嚼过的残枝》是否有望入围明年的艺术大师赛。

最佳成绩，也许是无形的枷锁

长跑，树懒是不赞成的。甚至在近处埋伏着致命天敌的时候，树懒也懒得跑。它们因此很费解，为什么有些人每天要跑 26 英里（约 42 千米），毕竟，如果不跑，唯一的风险只是错失个人最佳成绩而已。它们建议跑步爱好者还是在原地发个呆，与周围环境融为一体最好。这事儿它们有发言权，毕竟，树懒家族已经凭本事延续了几百万年了。

慢下来，溜达溜达

树懒对把散步作为爱好的想法尤为推崇，要是你溜达的地方绿荫如盖，就像它们老家的热带雨林一样，那就再好不过了。闲庭信步能提升精气神，把你带入怡然自得的境界。

逃离车水马龙的喧嚣，去找一片草木丰茂之处，安抚飘忽不定的思绪。树懒对有这样爱好的人赞赏有加，它们可太喜欢自己的绿野仙居了，到了雨季甚至连身上都长出了绿油油的藻类，成了自己最喜欢的样子。

它们唯一不满意的是大多数人类都走得太

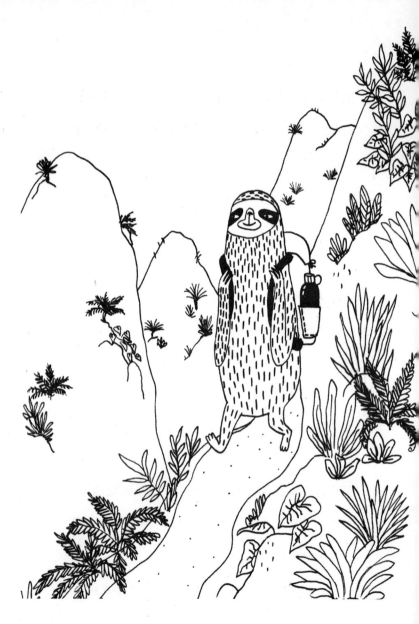

快了。它们推荐树懒的最高速度——每小时241米，绕你家附近的公园走一圈，也就几天时间。

逃离格子间，拥抱大自然

许多园丁都没料到，自己在不知不觉中达到了树懒的境界。他们长时间在户外劳作，内心不再有杂音，只与大自然交流。

园艺涉及一些简单的小任务，能让你从刺眼的电脑屏幕前起身，释放

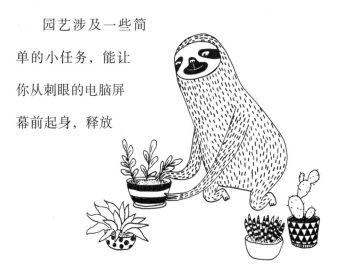

伏案工作的各种压力。你的所思所想完全沉浸在大自然的微观世界里，就这样，你一边修修剪剪，一边修炼出了树懒的功夫。

打理花花草草的时光是惬意美好的，除非你有个邻居喜欢在花园里听收音机，还把音量调到最大。即便如此，你也可以学一学树懒。在它们栖息的丛林里，四周都是吵闹的金刚鹦鹉和吼猴，可树懒照样能气定神闲。

树懒对园艺非常有好感，举双爪赞成。只有一件事是它们想不通的：人类一整天围着那么多美味的树枝和可口的花朵却不吃，这是怎么做到的呢？

放空，一起冥想吧！

这个爱好让树懒们打了一个超级大的哈欠，

全票通过。它们一天中有很多时间是在冥想中度过的,这是再自然不过的事了,所以它们不理解人类为什么不能再多点这样的时刻。和树懒相比,人类要做到放空头脑、泰然处之不那么容易,但只要耐心修炼,还是可以做到的。

想要有趣,何须赌命?

树懒强烈反对极限运动,例如从高楼或者悬崖往下跳的定点跳伞。有一只树懒说,它就曾经意外地没抓牢,从树枝上掉了下去,所以它不明白,有人居然自告奋勇地去经历这么可怕的事情。幸运的是,它掉在了一只特别柔软的红毛猩猩背上,毫发无伤。等它安全地回到了枝头上,已经过去了几小时,这场意外早被它抛于脑后了。

一本纸书，一片秘密花园

树懒明确支持阅读这项爱好。如果能坐在舒服的椅子上，披着带袖管的毯子，一连读几个小时书，那就更美滋滋了。

从看新闻，到收短信，到刷一刷朋友圈各种故作谦虚的自夸，阅读是我们每天生活的重头戏，以至于我们很容易就把它当成理所当然的事情。但其实长时间的阅读能把我们带入安定的状态中，尤其是以树懒的方式去阅读。

如果你有很多时间是在屏幕上阅读，那么很值得回家后换成纸质书来读一读。纸质书众多优点之一是没有社交软件，你不会因为瞥到朋友在古巴玩得很开心而分心。

树懒式的阅读是要逐字逐句地缓缓细读，品

味让你想起某人或某地的描写段落。读书能触发你全部的感官体验，激活你的想象力并且让你全然沉浸其中。你在想这故事接下去会怎样时，就已经把自己引入某种冥想状态之中了。

不过，树懒向我提了一个很好的建议：本书的读者必然是阅读的行家里手了，咱们就不必喋喋不休啦。

关掉批评的声音，聚焦写作本身

写作有上百种不同的类型，任意一种都能帮助你集中精力，让心静下来。当然，把自己灌醉再写一封长信给前任不包括在内啊。

你可以试着写任何内容，不管是记录自己源源不断的思绪，还是杜撰一部吸血鬼爱情小说，哪怕吸血鬼主人公看着与你高度相似。

和绘画一样，你应该关掉内心批评的声音，别在意你的写法对不对，而是要把注意力聚焦在写作本身，因为这是令你神清气爽的方法之一。

树懒对此也很认可，它们尤其喜欢看到你坐定下来奋笔疾书，而不是在房间里踱来踱去，为了一个完美的比喻句皱着眉头冥思苦想。

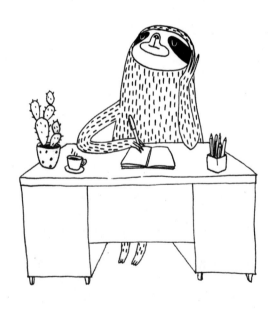

编织，激发树懒境界

树懒对编织也很感兴趣，它们说集中精力做简单重复的劳动也能激发自己的"树懒境界"。它们甚至考虑过自己也上手试一把，长长的爪子就是天然的编织针。不过转念一想，它们还是决定先睡上一觉。

观鸟，让你气定神闲

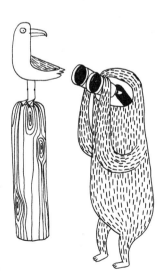

这也是个坐着不动保持安静的爱好，我以为树懒可能会打个哈欠表示赞同。可

当我提出来时，它们却面露愁容地环顾四周。哎呀！我怎么忘了，树懒的主要天敌之一不就是老鹰嘛，所以观察鸟类是树懒们做得不怎么轻松的少数几桩事之一了。

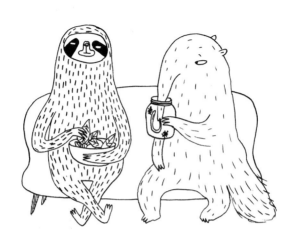

第五章

懒式用餐：
停下筷子，拥抱身心

　　吃饭是人类每天都要做的一件事，如果你是超模，那当我没说。我们习以为常的一日三餐，只要全神贯注地投入，也可以把吃饭这件事变成有益身心的懒式修行。

　　你可以把注意力集中在进食的动作上，和训

练呼吸时关注吸气和吐气一样。经过这样的练习，你的心和胃就会像一叶扁舟停靠在风平浪静的水面上那样，安稳踏实。除非你午饭吃的是咖喱味辣鸡，那当我没说。

和空荡荡的胃打个招呼，觉察饥饿感

在很多现代人看来，用餐这件事已经可以从待办事项里划掉了。办公桌上的隔夜三明治是他们的午餐，下班途中啃完一份软塌塌的卷饼，权当晚餐了。就连下馆子也动不动就喊"服务员"，同时还得装出淡定的样子，生怕别人看出自己是个急吼吼的呆瓜。

好了，现在来想一想树懒是怎么用餐的：它们从一棵树慢腾腾地挪到另一棵树，呵摸着每一片树叶的滋味，尽情享用着每一口盛宴，一心一意地重复着进食的简单动作。

在选择吃什么时，你可以像树懒那样放慢节奏，走心一点，仔细研究一下菜单。除非，你是在排着长龙的赛百味三明治店选面包、选芝士、选蔬菜、选配料、选酱汁、选……那就当我没说吧。

在拿到食物后，不要着急放嘴里，先跟空荡荡的胃打个招呼，觉察一下身体的饥饿感，还有嘴里咕噜咕噜冒着泡的口水。

在吃第一口时，细嚼慢咽，让舌尖更细腻地品味食物的质地和风味。等一下，如果你是从高铁餐车上买来的盒饭，那还是当我没说吧。

没有哪种哺乳动物的消化速度比树懒还慢了。致敬我们的树懒朋友吧，嚼完每一口以后，停顿一下，觉察食物消化的过程，这样能防止你在不知不觉中暴饮暴食。虽说树懒不一定有八块腹肌，但它们一定知道什么时候该对饕餮喊停，然后转头做点别的重要事情，比如抱着树枝荡会儿秋千。

如果你还是忍不住狼吞虎咽，那就用一个仪式来帮自己停下来。比方说，你可以每吃完一口，就把叉子放回到桌上。你越让自己慢下来，你的胃就越有机会给大脑发送信号，告诉它你吃饱了。

另一招也很有用，那就是建立只在餐桌旁或者厨房里吃饭的仪式感。端着盘子坐在电视机前吃东西会让人分心，听不见身体发出的信号，把肚皮吃撑是十拿九稳了。

坚持清晰的饮食规律也是个好办法。提前安排好三餐就很有用，尤其是要让家里食物充足，这样你就没机会乱翻抽屉，眼冒金星地找外卖菜单了。

更敏锐地觉察胃发出的信号，也能让我们只在身体说饿了的时候吃东西，而不会一觉得无聊就往嘴里塞吃的，也不会因为看到超市结账台上的巧克力大甩卖，就临时起意买一堆。

像树懒那样用餐完毕后，让自己在平静与沉默中待一会儿。起身前，觉察你正在消化的身体，体会一下胃部的感受，再把这种不慌不忙的从容融入到日常生活中去。

遵循懒式食谱，嚼着进入平和境界

树懒教会了我们如何"懒式用餐"，而在吃什么这件事上，它们也能给予我们灵感。树懒的食谱里大部分都是树叶，那么，我们就学一学它们的饮食计划，放下全是添加剂的加工肉，来一盘健康美味的绿色沙拉吧。

除了树叶，树懒也吃昆虫和鼠类。说到这儿，我不得不承认，这作业看样子是抄不了了。学树懒生吃毛毛虫，肯定能让你把注意力都放在食物身上，也会把四周的人都吸引过来，最后你会在著名的视频网站上刷到自己的视频，并且已经被几百万人围观过了。

所以呢，要不然我们还是把这一道菜换成坚果、肉或者芝士吧。不过，如果要假装自己是树懒，也可以想象自己正在津津有味地吃着老鼠。

树懒不怎么爱喝水，它们一周才去一次厕所。但其实，它们已经从树叶里摄入了大量的水分。所以，你也要让自己多多喝水哦。

可能你也猜到了，喝水这个简单的动作就是练习"懒式修行"的一大心锚。就像"懒式用餐"一样，要进入树懒那样"静水流深"的平和境界，就要静静地喝水，让水慢慢地从口腔顺流而下，到达心灵的深处。

树懒喝水的方式就和本书第一章描述的"树懒式下趴"很相似，不过脸朝下的姿势大概是要呛水的。我们还是坐下来吧，捧着水杯，凝神静气。轻轻地抿一口，让自己专注地体验水流顺喉而下的感觉。

在每一口之间留出停顿和呼吸的时间，把杯子放回桌子上，这样能帮你放慢节奏。重复这个步骤，直到对过去和将来的念头不再占据你的心，你的心只专属于当下。

对，我知道你要问什么：是的，可以用红酒或啤酒来代替白开水。可是，危险哟！因为这样会特别好喝，于是你欲罢不能，一口接一口，完全停不下来。第二天早上，醉醺醺的你别无选择，只能睡成了一只树懒。

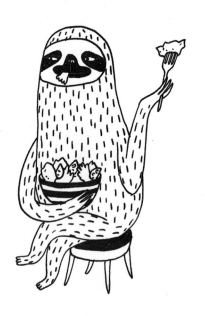

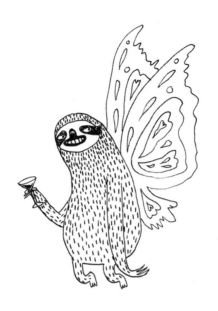

第六章

懒式社交：觉察内心
独角戏，别再刻意合群了

群居不是树懒的天性。他们不是不爱结伴，而是就算落单了，也能自得其乐。

如果你外向又合群，总能跟人打成一片，自然是很棒的。可是这年头，不管是不是同款性格，都得装成那样，真是压力山大。

也许是时候停止挣扎了。与其费劲地扮演花蝴蝶，不如学一学懒式社交。

你是社交蝴蝶，还是社交树懒？

蝴蝶把全部时间都花在跟别人相处上，哪怕累得要命。

树懒抽出时间独处，雷打不动地坚持。

蝴蝶觉得只要身边有人就得闲聊几句，哪怕是尬聊。

树懒在人群里乐于保持安静。

蝴蝶强迫自己广交人脉，哪怕有时会觉得很不自在。

树懒不勉强自己，树懒觉得，不必把饭局上能助力事业的贵人全都认识一遍。

蝴蝶不愿错过任何一个邀约，下了班比上班还辛苦。

树懒不怕拒绝邀请。如果它已经安排了"懒式修行"，就会认真地坚持，哪怕是要对一场社交活动说"不"。

蝴蝶每晚都出门应酬。

树懒享受一个人的爱好，读书、画画、闲庭信步。

蝴蝶感觉心力交瘁，身体被掏空。

树懒每天都精神饱满。

如果你很内向，如何懒式社交？

也许你会想，既然你喜欢独处，也已经在社交中定期抽空休息，自然就是只社交树懒了。但真正的"懒式态度"可不止于此哦。

一个独坐一旁的人，看上去很安静，貌似很放松。内向者表面上一言不发，其实内心已经是人声鼎沸了。

说不定他们正在心里上演大段大段的独角戏，絮叨着当下的忧虑和困扰。"懒式修行"的目标就是要摆脱这些纷杂的念头，这对内向者来说尤为不易。

学着让喧嚣的心灵归于平静，需要我们有足够的定力，就像你专注于自己的一呼一吸，或者小口小口地啜饮杯中的水一样。可想一想树懒，又高又滑的大树没有动摇它爬树的决心，终有一天，你也会像它一样抵达目标。

如果你很外向，如何懒式社交？

如果你是个外向的人，那么在"懒式修行"的路上，你可能会遇到不同的问题。专门留出独处时间也许会让你很不习惯，特别是当你需要为之推掉一场应酬时。

在没有外界刺激的环境里，长时间静止发呆，一开始会让人莫名其妙，可能需要花点时间才能化解这种无所适从。从不间断的社交生活让你习以为常，只专注于简简单单的呼吸看着有点傻里傻气，可能外向的你会因此想放弃练习。但只要坚持下去，你就会发现，这些心平气和的时刻能帮自己更好地平衡生活。

即便是一只傲娇的社交蝴蝶，也可以时不时把自己脑补成树懒，让它来助你一臂之力。

懒式态度，带你出世又入世

懒式态度不仅能带你出世，也能很好地帮你入世。

首先，秉持懒式态度的你，能更投入地身处此时此地，成为一个很好的倾听者。当朋友滔滔不绝的时候，你再也不用心烦意乱地等着他大喘气，然后伺机抢过话题，迫不及待地说出你的想法。你会全神贯注地倾听他们在说什么，然后提出恰当的问题。

如果你能从树懒的生活态度中获得平和的力量，也许就能挺过压力重重的社交场合。举个例子：下一回，要是再碰到聒噪的同事把你的创意占为己有，还沾沾自喜地宣扬，你可以想象自己正挂在热带雨林的树枝上荡秋千。这样你就不至于把他的脸当成靶子，当场砸个三明治过去，然后气急败坏地喊："那是我的主意！我的！"

随着"懒式修行"渐入佳境，你的内心会越来越轻松，这能让你在社交时散发出更多自信的魅力。雨林里每一只动物都想和树懒交朋友，因为树懒并不急于成为它们的朋友。狨猴、獴狐狓和巨嘴鸟都号称自己跟树懒最亲近，树懒却对此无动于衷。

别让网上故作谦虚的炫耀，乱了自己的阵脚

树懒对社交媒体的风靡同样无动于衷。它们很少用脸书、推特、照片墙这些社交媒体。据我所知，迄今还没有一只树懒拍过自拍照，虽然它们的长臂倒是能省下买自拍杆的钱了。

也正缘于此，因为刷到社交蝴蝶的朋友圈而倍感压力的"蝴蝶效应"，从来没机会在树懒这里发生。

有许多人在浏览同类晒出的朋友圈时会感到嫉妒或焦虑。那是自然了，毕竟你是拿自己日常的状态跟别人的高光时刻作比较，这样比，你永远都会觉得不平衡。可即使道理你都懂，社交媒体还是有办法让你内心炸毛。

如果你正饱受这样的困扰，最好的办法可能就是离得远远的。花时间在网上看别人故作谦虚的炫耀，不如安静地读一本书。或者，索性删了社交软件，上网搜一搜树懒的照片。

不过，要是你觉得这么做太过激，那么可以试试像树懒那样应对网络社交。

换作树懒，可不会因为朋友去了高级海滩度假而羡慕嫉妒恨，这是在浪费宝贵的精力。它们从没觉得哪里的鸡尾酒比树叶榨汁好喝，度假胜地的四柱大床也忒稳了，还是晃晃悠悠的树枝睡起来舒服。

试着慢慢地滑动朋友圈，观察内心的扰动。我们的头脑不断地构建着自我的故事，从外界接收的信息也不断融入故事的创作中。也许今天，我们会幽幽地念叨，自己怎么就不如有些朋友那样，既有钱又有趣呢；而说不定到了明天，我们就转念高兴地想，那些朋友可太会自吹自擂了，还不如我们谦虚低调呢。

面对社交媒体上纷扰的信息，要是能像树懒那样气定神闲，自然是再好不过了。可要始终保持内心的波澜不惊，人类很难做到。总有一些人在网上的表现令人侧目，让你真的忍不住心里犯嘀咕，恨得牙痒痒。但是，至少你可以保持觉察，看看自己会以怎样的方式去解读朋友们的叫苦连天或沾沾自喜。慢慢地，你就能泰然处之了。

社交媒体的推送算法太神（可）秘（气）了，有时你随手发张奶昔的图，好评过百；而你在朋友圈分享宝宝的满月照，却只有三个人点赞……这并不代表奶昔就一定比你的娃讨喜；这只是说，有时候大家看到了你的推送，有时候没看见而已。

记住，没有一只树懒会在意别人的点赞。树懒连拇指都没有，所以，"竖起大拇指"对它们来说没有任何意义。

留出一点时间，和数码世界失联一会儿吧。关掉手机、电脑、平板和电视，好好享受树懒式的简单美好。不过，你可别在朋友圈里宣布要断网哦，因为结果多半是——最后你满脑子想的都是会收到多少条留言评论。

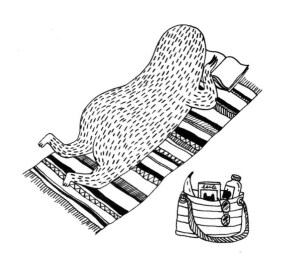

第七章

懒式度假：
果断关闭朋友圈，随遇而安

理论上，要暂时逃离繁忙的生活，像树懒那样慢悠悠地闲逛，出门一周是最理想的休假时间。可在现实中，休个假却往往跟我们要挣脱的生活一样让人焦头烂额。我们辛辛苦苦地做旅行攻略，假期还没过半，就得赶班机悻悻而归，还因为没有尽兴而倍感失落。

在跟树懒开会时，我向它们描述了人类九大休假方式，请它们发表看法。

嬉水，感受可爱的细微之处

树懒大师们很赞同这个方式。你可能想不到，树懒是游泳健将。所以，它们很喜欢"扑通"一声跳进水里的主意，在泳池边读读书、尝尝美食，打发剩下的时间，在它们听来那也是相当惬意的。

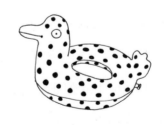

它们还说，这是个"懒式修行"的好机会，建议人类可以花点时间环顾四周，在这个全新的环境里，藏着许多可爱的细微之处等着我们去感受：水里哗啦啦地"开"出了一朵花，阳光嗞嗞嗞地灼烫着毛孔，氧离子随着一口深吸气，从鼻孔钻进胸腔。你甚至可以脸朝下卧倒在日光躺椅上，就算姿势活像一只树懒，也不会有人觉得奇怪。

撕一页书，去野外露营吧！

露营，是与大自然亲密接触的度假方式，树懒大师们很是中意，尤其建议城里人试一试。它们觉得，在舒缓心灵的青翠绿荫下露营一周，很轻松地就能进入"懒式修行"的状态。噢，对了，它们还说，要是你担心野外的厕所设施不好，可

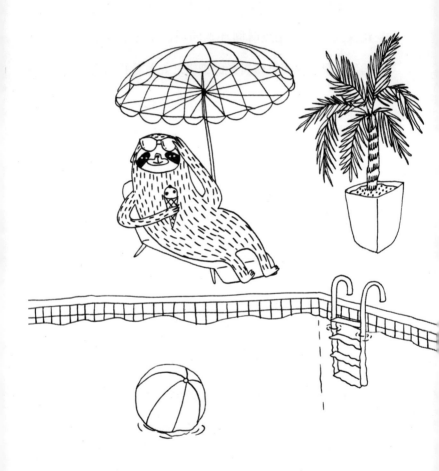

以从这本书上撕一页，学学树懒的环保精神，一周只上一次大号。

你的旅行，困在手机里了吗？

树懒大师们不太确定这是个好主意。虽然亲眼目睹或者从手机屏幕里欣赏著名景点的确不错，树懒们还是觉得，这种方式很有潜力把度假变成那种一点儿都不像度假的度假。

树懒不喜欢城市，不论是有很多工业区和一元店的无聊小城，还是那些拥有众多昂贵餐厅和古老教堂的著名大都市。它们不理解为什么会有人选择去城市待着，而不是挂在树枝上发呆。

树懒大师们还是建议大家要在观光的日程安排中留出时间放松一下。同时，它们还提醒观光客们不要整天举着相机见啥拍啥，一门心思地想着发什么样的美图到网上，然后几秒钟就刷新一次朋友圈，看看有多少人点赞。它们提议，还是静下心观察你所在的新环境，把注意力挪到有趣的细节上去。这样，即使你身处的世界还是熙来攘往的喧嚣一片，也依然可以安住在内心的世外桃源。

疯狂的速度，让树懒索然无味

树懒喜欢玩水，所以一听到这个休假方案就很感兴趣。不过，当我提到邮轮行驶的速度可以达到 1 小时 30 英里（约 1 小时 48 千米）时，它们立即兴致索然。树懒们觉得，用这么疯狂的速度玩，不管玩啥，都不能算是度假。

树懒才不愿意去蹦迪

对树懒来说，什么都比不上睡觉舒坦。所以它们不理解，夜里不睡，蹦跶一个礼拜这种事情，怎么能算休假呢！在我向它们展示了人类在俱乐部蹦迪的影像后，树懒们更是一头雾水了。它们觉得俱乐部里人群此起彼伏地大呼小叫，也忒吵了。

没必要当野心勃勃的背包客

树懒大师们说，对任何注重好心情胜过个人卫生的背包客，它们都很赞许。不过，它们不怎么喜欢雄心勃勃的背包旅行攻略。树懒们觉得背包客应该放慢脚步，争取和它们同步，在空档年，用树懒的速度逛一逛当地的商店就差不多了。

把摇滚音乐节推荐给吼猴

在泥地里摇啊滚啊一个礼拜，还被疯狂尖叫的人给包围了，树懒觉得这样的休假看起来不太放松的样子。不过树懒会把摇滚音乐节推荐给吼猴，听上去这应该是它们的菜。

让飞蛾，停在脑门上

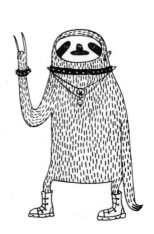

树懒大师们觉得，主题活动如果是看谁睡得一动不动让飞蛾

停在头上这种，那真是相当好的主意。但当它们听到有人把激流勇进划橡皮筏子也作为休假活动时，又陷入了不解。

徒步穿越热带雨林

起初，树懒们都说这个休假方案简直太棒了。在我描述人类能见到的各种可爱的雨林树木时，它们咧着嘴，笑得更灿烂了。但随后树懒们就意识到，它们最不想看到的就是游客到处践踏植被，打扰雨林的静谧生活。所以，它们立刻改口说，亚马孙雨林里遍地都是有毒的箭蛙、子弹蚁，还有绿色的狂蟒，没有几个冒险进入雨林的人能活着走出去。

第八章

懒式瑜伽：用你的独家姿势，找回内在宁静

树懒在散步时大多处在一种平和喜悦的心情中，还摆出各种奇奇怪怪的姿势。换句话说，只要没睡着，树懒基本上都在做瑜伽。那么，就让我们来学习一下树懒自创的动作吧，在懒式瑜伽中，慢慢地让内心充满安宁与自在。

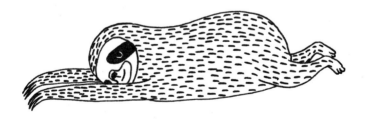

　　以下所有的树懒瑜伽姿势都被证实适用于人类，但这并不代表树懒所有的动作你都应该去尝试着做一做。别看树懒们只有三个趾头，颈椎却比人类多出了几节，这能让它们完成270度转头的高难度动作。你要是也想这么挑战自己，可能就得在急诊室里跟满脸问号的医生好好解释一番了。

瑜伽姿势 No.1：懒式下趴

　　此为经典款树懒瑜伽动作：身体瘫在地上，头侧向一边，手臂伸展出去，就像在用每小时241米的速度爬行一样。跟经典的狗趴式动作相比，懒式下趴的伸展难度系数为零。你只需"扑通"一声倒下就行。

瑜伽姿势 No.2 ： 健身球上做懒式下趴

如果你有一个可以充气的健身球，你应该像树懒那样把它列为日常生活用品。试着在球上坐一小会儿，然后就放弃吧，直接换成树懒的经典动作，趴在球上舒舒服服地睡个午觉。

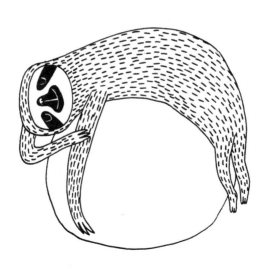

瑜伽姿势 No.3： 懒式倒挂

　　树懒很喜欢倒挂在树上，不论是吃饭、睡觉还是同房，都采用这个姿势。它们的内脏甚至都因此进化了，变得很轻，不会压着横膈膜。所以，即使是倒挂着，呼吸也很顺畅。

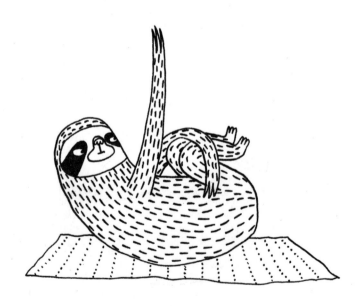

如果你想致敬一下树懒惊人的瑜伽技术，那就把自己也卷成球状吧，想象自己正抓着一根树枝。尽量不要长时间做这个动作，要不然，你的五脏六腑也会越来越习惯你挂在树上的姿势。保持这个姿势，心里数十次深呼吸，这样差不多就够啦。

瑜伽姿势 No.4 ： 懒式上举拽树叶

为了能抓住高处的树枝，吃到鲜嫩的叶子，树懒们会把自己扭成奇怪的形状。这个动作需要你放平一边的脚和另一边的手，把另一只脚伸直摆成 90 度直角，再举起另一只手，举得越高越好，这样才能够得着嫩叶子。保持不动很不轻松，不过还是尽量坚持住哦，同时做十次深呼吸。

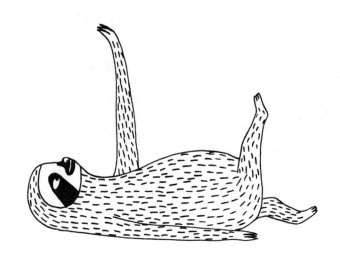

瑜伽姿势 No.5 ： 懒式前屈拽树叶

前屈在普通的瑜伽中是个非常重要的姿势，在懒式瑜伽里也很关键。要完成这套动作，你得假装自己是只树懒，在你的上前方有一根直耸云霄的树枝，你竭力向它靠近，可在你发力到一半时就昏昏欲睡了。对人类而言，这套动作做起来远没有树懒舒服，不过，你应该能坚持数完十次呼吸。

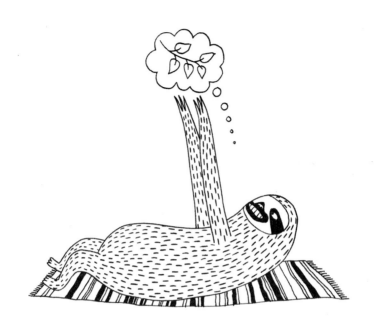

瑜伽姿势 No.6： 懒式后屈倒挂

这套动作的精髓在于，你得想象自己是一只树懒，你的腿正悬挂在一根树枝的边缘，睡得正香时，你脚上一滑，落到了一根低一点的树枝上。鉴于暂时没有树枝可挂，你还是得躺在地板上，慢慢地抬起双膝，然后回到那个经典的下犬式姿势。和前面一样，人类做后屈倒挂比起树懒可困难多了，所以你可以在数完十次呼吸后歇一歇。

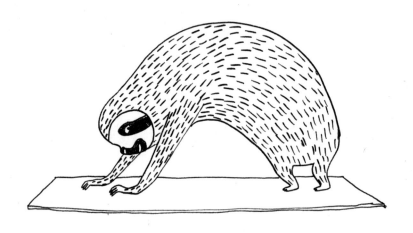

瑜伽姿势 No.7：懒式荡秋千

树懒有时候会显摆一下，只用后腿的爪子钩住树枝，悠然自得地荡秋千。我猜你大概没有它们那么长的脚指甲，但还是可以用倒立来致敬一下树懒的这个绝活。这是个高阶的瑜伽动作，你可能还需要一面墙来辅助完成；不过，如果你真的希望能像树懒那样思考和行动，那么好好掌握倒立的技术，还是很值得的。

瑜伽姿势 No.8：睡成一朵打蔫的莲花

在所有的瑜伽姿势里，大概最有标志性的就是坐成一朵莲花了，也就是盘膝而坐，把脚交叉搁在大腿上。据说，这个姿势稳如磐石，甚至在你进入梦乡时，身体依旧纹丝不动。相比之下，树懒的莲花坐可就更容易了。你只要在坚持不住时两脚一伸，顺势往后一倒，睡成一朵打蔫的莲花，这套动作就完成了。

第九章

懒式自信：嘿！停止自我批判，咧嘴笑对人生

树懒的身上有很多鼓舞人心的特质，其中一个，莫过于它们是如此沉浸在"做自己"的快乐里。在树枝上晃悠一整天，咧着嘴笑对世界，不亦乐乎。

有些动物总是在寻求外界的认可，树懒们却不。你不用拍拍它们的脑袋，夸它们是聪明的孩子。要是你哪天突发奇想，把树懒带到英国克鲁福兹犬展，让它们给观众来一个考验敏捷性的跨障碍表演，它们一定会当场打个哈欠，随后翻个身睡着了。

即使一只吼猴骂骂咧咧地路过，树懒们也毫不在意，耸耸肩，波澜不惊地继续手头的事。

说到自信，树懒是完美的榜样，可人类却常常在自信这件事上苦苦挣扎。有些人在成长过程中吸收了错误的信念，认为严于律己总是好事。于是，他们起伏的人生总伴随着自我批评的内在声音。

好在有了树懒的引导，所有这些困扰都是可以化解的。

停止自我批判，学会自我关怀

如果此刻的你正冒出自我批判的念头，可以做一个简单的动作，比如吸气呼气，啜饮一杯水，试着进入树懒的心境。

这样的懒式练习不但能让头脑摆脱纷杂的思

绪，休息一会儿，还能引导你用一个不同的视角来看待这些思绪。你会发现，它们只是你的想法而已，你以为的有可能是正确的，也有可能是错的。

我们的脑袋里整天都会有各种想法冒出来，有许多想法其实并不是真相。比如，我之前一直以为摇滚巨星邦乔维的那首《活在祈祷中》里有这么一句歌词"成功或赤膊，并不重要"，没想到他唱的是"成功或失落，并不重要"……

你可以把"这个任务我可完不成"的想法换成"我在想，这个任务我完不成"。觉察到你的负面想法，并意识到它们是如何影响你的行为，这是改变这些想法的重要一步。

留心负面念头，和烦恼说拜拜

就像树懒必须提防老鹰、蟒蛇、美洲豹一样，你也应当留意负面的想法。当这些念头在脑子里升腾起来的时候，你可以不动声色地观察它们的动向，从而及时发现它们可能构成的威胁。等你练就一双火眼金睛，开始识破包裹在各种念头里的自我批判时，你就能重新审视那些习以为常的负面想法了。

其实你很好，只是你不知道

试着通过关注自己积极的部分来淹没自我批评的声音。所谓积极的部分，并不一定非得是特别耀眼的闪光点。比如，树懒想到的不过是它可以挂在枝头不会掉，这点小技能就足以让它感觉良好。

放下无益的比较，提高自尊

打击自尊的办法之一就是长期拿自己和我们认为过得更好的人作比较。这可能是一种根深蒂固的习惯，长此以往，我们就很难把眼光投向自身的优点。

此时，树懒又给我们带来了一个重要的启发。树懒不在意丛林的邻居过得如何，因为它们知道，要论在树枝上荡秋千、七天不上厕所这些事情，自己绝对是常胜将军。光凭这一点，就足以让树懒自信起来。

大胆摆个树懒的姿势

有些人会建议你站成一棵松,用昂首挺胸的姿态来展现自信。如果你试过这招却感觉很奇怪,那不如学一学树懒的姿势——佝偻着身子,拖着脚,缓缓地向前走,再把头转向一旁,吃一口花朵。这套动作也能让你看上去自信满满。毕竟,能像这样走路的人一定不会太担心其他人会怎么想。

像树懒那样微微一笑

据说,面部表情能影响一个人的情绪,也能影响其他人回应你的态度。那么,不如就像树懒那样恬静地微笑吧。笑得心静如水,笑得像这个星球上最心满意足的动物一样，微笑吧！

想象毛茸茸的自己，正拽着一根树枝

有些人发现，在诸
如开会或面试这样高压
的情境下，脑补一个更
自信的自我形象会有帮
助。所以，你也可以想
象毛茸茸的自己正拽着
雨林里的一根树枝，看
看这样的画面会不会让
你更有自信。

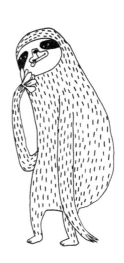

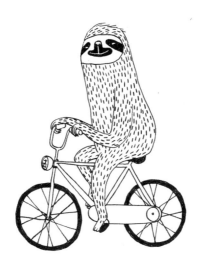

第十章

懒式出行：
抛定心锚，路在当下

　　对树懒来说，从一个地方出发去另一个地方，并不是什么压力山大的事。如果相中了一棵不错的树，它们会顺着某根藤，摸索前行几个小时后安全抵达；不赶时间的话，就是几天后。

　　人类呢，可就没那么轻松了。看上去，他们

对出行的安排是怎么恼火怎么来。所以，虽然可能很难，我们还是得试一试，在出行时保持平和的心境，对不对？以下是树懒给人类支的招儿。

告别空怒症，抵达心中的宁静国度

所有在天上飞的东西都会让树懒想到天敌角雕，所以一听到"飞鸡"两个字，它们就立刻皱起了眉头。我说"你们听我解释，这是飞机，飞行速度是你们的 4000 倍"，结果它们更生气了。

不过，也许坐飞机出行对懒式修行来说并没有那么糟糕。如果你到达机场时留有充足的空闲时间，那么，即使排长队也不会觉得太过烦躁，而且还有时间做几个放松练习。

像树懒那样脸朝下趴倒的放松姿势在机场估计是行不通了，被保安发现的话，恐怕你就成了可疑对象。但你还是可以找一个地方坐下来，把专注力放在呼吸上。

等上了飞机，要像树懒那样安之若素就更难了。毕竟，后排的宝宝正在尖叫大哭，邻座时不时跟你上演座椅扶手争夺大战，前排的男人直接把靠背调到你胸前，头皮屑像撒糖一样给你的拿铁咖啡加料……能忍住"空怒症"不发作，坚持到下飞机的那一刻，你觉得自己一定是个成大事者。

飞行体验在短期内是不太可能变得更舒适一点的，因为人类的平均体积仍然在稳步膨胀，飞机上的座位还在越变越小，这样航空公司才能卖出低价票。

然而，只要你愿意下功夫，依然可以像树懒那样抵达心中的宁静国度。

在列车上，和树懒同频共振

　　我给树懒们解释了现代地铁和火车系统，可它们还是不理解，为什么人类要把自己放进这么烦人的交通工具里。就连好脾气的树懒一挤进装满人的高峰时段地铁，也会咆哮得像只杜宾犬，幸好它们再也不用经历下一回了。

　　一个棘手的问题是，如何在列车上调整状态，跟平和的树懒们同频共振。虽然你知道，没有一只树懒会蠢到再来挤一趟通勤地铁。一个简单的懒式放松练习或许能帮到你，但真要做起来很不容易，毕竟车厢里连空座都没有，更不要提脸朝下趴在地上了。

　　况且，懒式修行的核心是把专注力放在此时此地。可你要是在拥挤的车厢里也这么干，估计

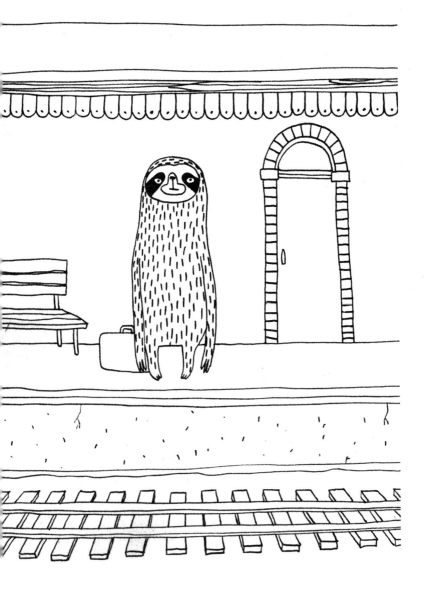

能把自己逼疯，还不如倒数距离"密室逃脱"还有几分钟。

现代火车也不是一无是处，有一点是树懒认可的。火车铁轨在施工时，可以换乘公交巴士，树懒很喜欢，因为巴士在地面行驶的速度跟一只惰性十足的树懒有得一拼。

减速，你又不是吃了蘑菇的马里奥

可以预见，树懒们对汽车持鄙视态度，尤其在听完我说，人类是多么痴迷于极速飙车，以至于我们需要限速牌、摄像头、减速带和路障来约束自己，它们就更不屑了。即便有那么多减速措施，大多数司机还是喜欢把油门踩得轰轰响，就像在《马里奥赛车》游戏里吃了三个加速蘑菇一样。

众所周知，为了超车而超速不会带来任何好处，开得再快，碰上个红灯，跟被你超车的司机一样，还不是得停下来？他还会狠狠嘲笑你一番。可开得太慢也同样危险，看样子驾车还真不是懒式修行的最佳场景。

然而，没有多少场景是比开车更需要像树懒那样平心静气了。不论是意料之外的堵车，车位被人占了，还是各种"交通冷静"措施，开车这件事似乎是设计好了要让你血压飙升的。

但要在开车时修炼一下心性仍然是有机会的。你可以选一条长程的景观路线，周围是一片绿意盈盈。如果没有后车"嘀"你，车速可以比限速再慢一点儿。然后关掉收音机，全身心地沉浸在当下的旅途吧。

踩着脚踏车，切换到田野郊外

我给树懒们看了一张自行车的照片，结果它们表示，就算四肢比烟斗通条还强壮，它们也不想上车。

也许在某个从前，人们真的可能是以树懒喜欢的方式骑自行车的。那是个自行车还被称为"脚踏车"的年代，踩着脚踏车的人们大多是沿着乡间小路去教堂的。如今，骑车的人不得不跟汽车司机拼速度，还得忍受他们凶巴巴的鸣笛和大呼小叫声。不怕挑战的话，你也可以骑上人行道，像杂技演员一样穿梭于低头沉迷在手机的人流里。

作为繁忙都市里的一种通行方式，骑车不太可能帮助你真正放松。可要是把场景换到田野郊外的自行车道上，就是截然不同的体验了。在那里，你可以慢悠悠地踩着自行车，不用再担心被白色货车危险超车。绿色旷野映入眼帘，也让心舒展开来，此时的你更容易像树懒那样获得心灵的静谧安然。

用双脚丈量生活，关注身体的感受

树懒很赞同这个出行方式。虽然从它们拉风的祖先巨型地懒开始，就没听说过树懒能直立行走，可是对人类这样的两脚兽来说，步行毫无压力。

当然了，不是哪里都可以靠步行到达的。但你也许会发现，有些旅途比预想中更值得用双脚去丈量。千万别像伦敦的那些游客一样，花 20 分钟从皮卡迪利广场坐着地铁直达莱斯特广场。

你可以把步行当作懒式修行的一部分，专注于当下，放下对过去和未来的忧虑。如果周围是像公园这样的绿色空间，专注起来会更容易，但其实不管在哪儿走路，你都可以把握好注意力。

树懒式行走在缓慢的步伐下更为有效，所以如果你觉得会挡住脾气火暴的路人，不如就抄一条小路吧。把注意力聚焦在步行带来的身体感受上，比如你的呼吸怎么样，比如把脚落在地上时轻重如何。把这些作为心锚，如果走神了，就把自己再次拉回到这些观察中去。

把视线稍许放低一下，这样或许能帮你更好地聚焦于迈出脚的每一步。不过，你一定要确保对周围环境仍然有足够的觉察，免得被哪个骑行者给撞飞。

在一天中留出时间，用树懒的步伐行走，你

就能以平和的心境到达目的地。树懒们建议人类只要有机会就迈开腿好好走路，非必要不使用其他交通工具。

停止对未来的担忧吧。树懒不会在意下星期三会发生什么。它甚至不知道星期三是什么鬼东西。它只知道，活在当下，不论当下的它是在游泳划水，在树枝上小憩，还是为了混淆角雕的视线，装成一颗长毛的椰子。

第十一章

天然的嬉皮士鼻祖：
放下自我，心魂俱静

树懒从不砍伐雨林是有原因的。它们不会为了开一家快餐店就把树木夷为平地，在钢筋水泥浇灌的店里贩卖油炸鲜花和枝条。因为树懒知道，在大自然的环抱下，才更容易找回心灵的安宁。

树懒抱着一棵树时能感觉到与大自然的联结，它们的平和心境大部分来自这里。树懒是不是嬉皮士呢？必需的！你瞧它们蓬乱的长毛就知道了，上面还长满了藻类。要是它们哪天长出20世纪70年代风行的扎染斑纹，就更是妥妥的嬉皮士了。

如果我们用树懒的态度去感受青枝绿叶，就能获得更多内在的平静。如果你是那种跟大自然的交流仅限于偶尔抬头看一眼窗台花盆的人，那就更需要向树懒学习了。

你的人生如果是在混凝土、玻璃、金属和塑料堆里度过的，那你相当于把自己关进了动物园。但和动物园里真正的动物相比，你是可以逃脱樊笼的，还不用上新闻头条。既然如此，就留出一点时间逃离都市，去乡野远足吧。关于如何回归自然，树懒有以下几点温馨提示，希望你尽情享用哦！

专注你的一呼一吸

要进入树懒那样心静如水的状态，最简单的

方式之一就是做呼吸练习。还有哪儿比绿荫之下更合适的环境呢？专注于一呼一吸时，闻到了野花的阵阵芬芳，而不是烤肉店垃圾桶的味道，这可真是太好了。

锚定注意力，用心聆听

大自然的各种声音可以很好地锚定你的注意力，让心渐渐地舒展开来，像树懒那样享受安闲自在的感觉。你听，清风把树叶吹得簌簌作响，浪花温柔地与海岸击掌，鸟儿在远处啁啾欢唱。树懒大师们还建议，要留神听美洲豹的动静，不过我猜在你家门口的小公园里，多半不用操心这个问题。

捡起一片落叶，让心安顿于此

拾起一块鹅卵石或捡一片树叶，专注地体会触摸它所带给你的感受。将它作为一个锚点，让心安顿于此时此地。就算走神了，手中的触感也依然可以把注意力带回到当下。

树懒是通过所有的感官体验来与大自然联结的，你也可以像它们一样，用嗅觉、听觉、触觉、视觉来回归自然的怀抱。如果你愿意，甚至还可以伸出舌头，尝一下自然的味道。不过得注意离那些疯蘑菇远一点，除非你想在 4 小时后被人发现瘫倒在路旁，口中念念有词，大谈特谈我们都是宇宙意识之子。

从日常抽离，探索未知

海边逐浪，登山望远，或是森林徒步，踏足一个你从未去过的地方吧！探索一个未知的目的地，沉浸在陌生的环境中，能让你更容易放下自我，获得树懒般的平和心境。

静坐，体会万物的节奏

找一个安静的地方，不被打扰地坐上几分钟。把注意力放在眼前的事物上，那也许是轻轻拍岸的海浪、随风起舞的树木，又或许是在绿茵上流转的光影。身处自然，心无旁骛，正是懒式修行的好状态。所以你就能明白，为什么隐居深林的树懒总在微笑，而流窜于城镇的狐狸却常常面色阴沉。

我们努力逃离的压力有太多来自都市生活无休止的时间表。压得人喘不过气的，有工作时间表、交通时间表，还有本该昨天完成却看不到尽头的任务，以及等着我们明天去做的一万件琐事。

大自然有它自己的节奏。时而静坐其中，静观其动，可以帮助你从自己的快节奏中慢下来。

放慢脚步，觉察迈出的步伐

和静坐一样，要将大自然平和的力量纳入你的内心，漫步也是极好的方式。跟行走在熙熙攘攘的都市里不同，你可以慢慢地走，想怎么慢就怎么慢。不用担心赶着去开会的城里人，他们再也没机会连推带挤地把你拱下人行道啦。

一边走，一边留意你发现的小细节。这能让你停下步伐，专注地观察一棵树或一株植物，之后再走也不迟。你也可以像在城市里懒式散步一样，把注意力放在迈步的感觉上。每走一步，脚踩在靴子里，靴子踏在地上，试着去体会这种微妙的感受。

收集生活中不起眼的美好

别把心思放在待办事项上了，给自己设置一个简单的收集任务吧。你可以收集贝壳、松果，也可以向树懒致敬，沿途寻觅美味的叶子和树枝。这是个好办法，能把注意力锁定在你当下所处的环境，从而达到懒式修行的效果。

克制发朋友圈的渴望

拿掉耳机，关掉电子邮箱，放下手机。对了，最好随身备着手机，以防在涨潮时被困海里需要呼救。但把各种数码产品收起来，能帮你更好地关注身处的环境。

如果你真的找到了心魂俱静的完美状态，试着克制发朋友圈的渴望哦。毕竟，发完后你会马上开始忐忑，这一条能不能有足够多的赞。

用树懒的同款眼光，打造平和心境

用树懒的同款眼光来看大自然，你会得到加倍的平和心境。那么，为什么不学树懒爬个树，边啃树叶边在枝头晃悠呢？至少如果你跑到乡下

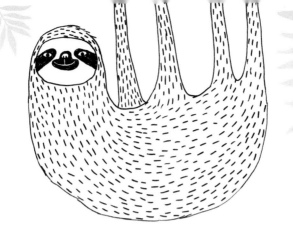

这么做，被人拍成视频发到网上的概率要小很多呀。

树懒太久不洗澡不理发，以至于飞蛾和藻类都来它们的长毛里安家了。藻类在树懒身上形成了一种共生关系，会在雨季把树懒变绿，绿色是保护色，能把它们隐蔽起来。要在这一点上模仿树懒可能不是个好主意，不过你可以试试，至少能让你一上火车就独享一整节车厢。

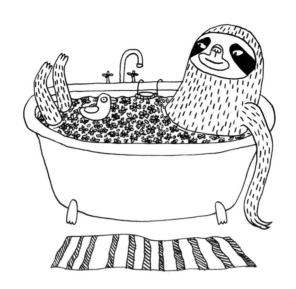

第十二章

懒式居家：不妨把操持家务，变成正念修行

如果你真的希望像树懒一样生活，什么都比不过在树上安家。把房子卖了，搬到丛林里，给自己造一座豪华树屋，里面有浴室、厨房和几间卧室，一应俱全。

如果这不是一个现实的选项，或者你不想天天在公司和中美洲之间通勤，那么以下几条建议就很适合你。一起来看看如何把懒式态度融入你的居家生活吧。

留白多一点，内心就会更静一点

树懒的家除了用来荡秋千的树枝，其他什么都没有。清理杂物能让你更接近树懒简朴的生存状态。一张舒服的床和一个沙发是必需品，能让你卸下一天的疲惫，但要避免用其他家具把房子塞得满满当当。桌子和床头柜可以选带抽屉的，收纳东西就很方便了。房子的留白多一点，你的内心也会更静谧一些。

想打造树懒生活的自然环境，养一些室内植物也是个好办法。要刷墙的话，颜色可以选舒缓的绿色和棕色，这是树懒会用在家里的颜色。这里的一个秘诀是：不用重建就能营造出树懒栖息地的氛围。要不然，你得把暖气调到最大，客厅里还得到处都是美洲豹。

厘清琐事和真正重要的事

能把家务处理得棒棒的，那当然很好，可如果你在家无时无刻都被繁冗的家务缠身，或许是时候重新考虑了。你没见过哪只树懒戴着橡胶手套天天在枝头上洗刷刷吧？

很显然，这个建议是顺着上一条建议来的。你的居家物品数量越少，打理它们的工作量就越小。如果你发现自己大半生的时间都花在按颜色分批洗衣服上，那可能是因为你的衣服实在太多了。最起码，你得考虑尝试一下哥特风穿搭，这样只需要洗深色的衣服就行啦。

同样道理，懒式精神在其他方面也能帮你减少家务活。比如，做一份懒式沙拉，可以少洗五个平底锅；用低调清静的夜生活代替繁忙的应酬，可以少熨几件衣服。

安排固定的时长来做家务，但不要超时哦。毕竟，总有掸不尽的灰和擦不尽的尘呀。把你真正需要做的事情放在首要位置，剩下的都抛在脑后吧，这样你才能像树懒一样享受更多轻松自在的时光。

聚焦手中的活儿，放下多余的念头

从另一方面来说，学习树懒并不意味着要你真的变懒。虽然抛掉一些无关紧要的家务活很有好处，可如果你希望有个让人放松的居家环境，必要的事情你还是得搞定。刻意练习一下懒式下趴当然是很棒啦，但前提是我们走到客厅的路上不能被昨晚的盘子绊倒，对吧？

对于这些逃不掉的家务活，秘诀就是把它们变成懒式修行的一部分。你可以利用洗碗或者拖地这样的简单劳动来把注意力锁定在当下，放下对过去和未来的种种念头。

放慢动作，专注于你正在做的家务活，沉浸在日常平凡的细节中。觉察出没于脑海的想法，然后继续把注意力聚焦到手头上的事情。

刷的不是牙，刷的是你的精气神

树懒没有汗腺，对个人卫生可以满不在乎，人类却是羡慕不来的。要是你也几天不洗澡，周围人都会被你的臭气熏得气鼓鼓，恐怕没人能保持树懒的平和风度。

所幸，洗澡是件非常令人放松的事情，就没必要跳过啦。浴缸里放深水，周围摆放一圈香氛蜡烛，试着泡个澡，而不是一边冲凉一边淹没在开会带来的担忧里。花点时间营造洗澡的仪式感，用它来结束一整天繁忙的工作，开启舒缓的居家时间。

保持个人卫生有很多方面都能作为懒式修行的一部分。比如，清晨起床后，你可能是在睡眼惺忪中刷完牙，但懒式刷牙却可以帮你清醒地聚焦当下。集中精神，体会牙刷与牙齿摩擦的感受以及牙膏在嘴里的味道。每当心神游移时，刷牙这个简单重复的动作可以把你的注意力带回来。

懒式刷牙能助你开启一整天平和的心态，还能让你拥有洁白无瑕的牙齿，为你的懒式微笑加分哦！

仰望高清巨幕，漫随云卷云舒

还记得以前电视带给我们的快乐吗？下班回到家打开电视机，侦探剧播了半集我们就睡着了，真是个放松神器。可现在呢？我们要订阅十五个不同的流媒体服务台，把所有的时间都用来浏览没完没了的播放菜单，就为了找一个最吻合心情的节目。

等好不容易找到想看的了，加载缓冲又出

了问题，我们只能对着转圈圈的缓冲加载条干瞪眼……

　　朋友们推荐的必看剧加起来有上百个，所有的剧都有五季，一口气看完要 18 个小时。就这样，在我们日渐庞大的待办事项列表上，看电视成了另一桩压力山大的苦差事。

　　一如既往，树懒可以教你一招。它们不知道电视剧《行尸走肉》昨晚播了啥剧情，也对《权

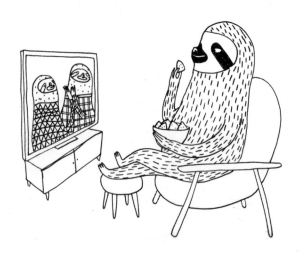

力的游戏》一无所知。那是因为它们看的不是电视，而是云朵。我们为什么不学习学习呢？扔掉电视机，抬头看天吧！你看，它可是一块三维立体、4K高清分辨率的宽屏幕布呢！

养只小动物，帮你更好地开悟

虽然养树懒是犯法的，但你还是可以考虑几个替代方案。兔子、仓鼠、豚鼠都很可爱，而且很容易养，大部分时间它们都在睡觉，但紧张兮兮的它们不如树懒那么能营造轻松的氛围。

养狗大概率是要避免的，因为它们需要定时散步，而且特别黏人，就懒式生活而言是糟糕的反面教材。如果你坚持要养，八哥犬不失为一个选择。它们比较慵懒，可总还有打扰你的时候。

也许最好的选择是养一只慵懒的猫咪。要是

你的宠物猫正好有蓬松的长毛，那么它懒洋洋地趴在一缕阳光下的样子，就几乎和树懒别无二致了。

不过，如果只想要树懒，你随时都可以领养一只。一些动物慈善组织和动物园在收到你的捐款后，会发给你一张树懒的照片和一张领养证书。在懒式修行之路上，关注某只具体的动物能让你获得更多领悟。同时，你也能借此回报一下开启你如此多智慧的树懒朋友。

第十三章

懒式睡眠：关照你的呼吸，数羊不如数树懒

圈养的树懒一天的睡眠时间超过 16 小时，这就是它们声名在外，被誉为世界上最昏昏欲睡的动物的原因。然而，近年的研究发现，树懒在野外其实并没有那么爱睡觉。2008 年，巴拿马雨林的树懒被安上了睡眠监控设备。人们由此了解到，它们一天实际上也就呼呼 10 小时左右，跟人类幼崽差不多。

这个睡眠质量在动物王国算不上多厉害，跟能连续睡 18 小时的懒惰犰狳比，实在是小巫见大巫。当然，和一天只睡 2 小时的大象比，树懒

实属能睡。我猜如果记性太好，脑袋里的回忆一直拔不了电源，哪怕小憩片刻也一定很难很难。

所以，虽然树懒谈不上是懒觉界的大王，但对睡觉这件事也算知晓一二。于是我就向树懒们咨询，希望它们提供一些建议，给渴望拥有树懒般睡眠的人类。结果树懒们一想睡觉这事儿就犯困，我只好趁它们打盹的间隙，请它们出几个点子。

让此起彼伏的头脑，冷静下来

关掉内心的独白，放松下来，这是懒式生活最重要的部分。没有什么时候比你努力入眠时，更能听到心里奔腾的千言万语了。这时，一个懒式呼吸练习能帮到你。

既然你已经躺下来了，脸贴着床的懒式下趴

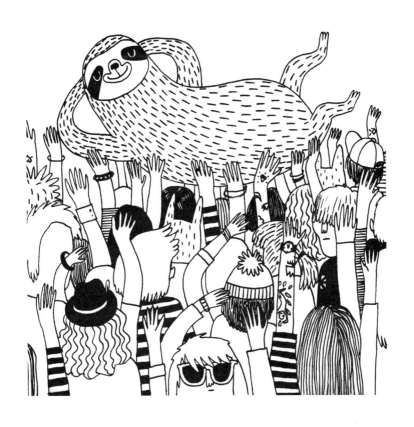

应该轻轻松松就能做到。但不管你想用什么姿势卧倒，注意力始终要锁定在呼吸上。感受空气进入你的鼻孔，经过喉咙，填满你的两肺。接着，继续追随你的气息，去感觉它离开身体的过程。

念头会在你的脑海里起伏，试着不要因为它们而转移注意力。每一次分心，都要把注意力带回到呼吸上。

尽量不去为今天做了什么而担心，也不必为明天需要做什么而忧虑。你只要专注于此刻，就像挂在枝头的树懒一样，感觉特别惬意，快要慢慢地进入梦乡了。

你要实践很多次，才能掌握好呼吸训练。在这个过程中，你很容易有挫败感，觉得这些练习没有用。但只要你凭着树懒的耐心和决心坚持下去，训练最终会有所成效的。

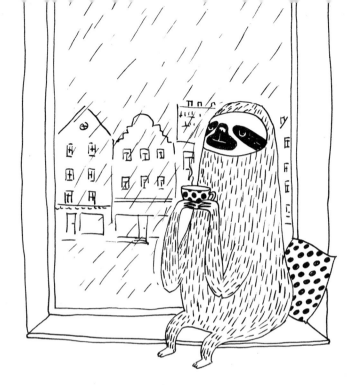

抵御来自咖啡因的诱惑

你从来没见过哪只树懒会说"给我来一份加了奶油的大杯脱脂焦糖玛奇朵"吧？首先，等树懒把单点完时，咖啡馆已经打烊了。

树懒一点都不想麻烦自己多喝水，它们从树叶里摄取了足够的水分。你可以尝试少喝咖啡、茶以及含有咖啡因的软饮料，或者彻底告别咖啡因。这样的话，至少你不会成为咖啡馆里那个一下午喝五杯馥芮白却抱怨不知道为什么失眠的家伙了。

在同一个时间醒来

　　树懒很爱打瞌睡，甚至在一根让它们激动的树枝上荡秋千也挡不住突如其来的困意。可是，对人类而言，打盹却是个糟糕的主意。如果你有睡眠问题，白天的瞌睡虫上来了，你可能真的忍不住要呼呼大睡了。然而，还是坚持一个固定的睡眠模式更好。每天在同一个时间醒来，哪怕今天是周末，哪怕昨晚你因为盖被子热，不盖被子冷反复折腾了 4 小时，哪怕你现在就可以补觉，起床吧！

你的床在下午2点时会显得特别温馨诱人，可白天要是睡不醒，晚上也会睡不着。坚持按照固定的节奏睡觉，帮助大脑把睡眠和夜色关联起来。

来一次悠长的懒式漫步

树懒只要在一根枝条上慢吞吞地向前挪一点点，也许就累得马上能小睡一下了。可人类却需要通过努力才能获得疲惫感。试一试，午间在公园做一次长距离的懒式漫步，看看这样能不能帮你在夜晚睡得更香。

把床还给睡眠

不要把太多各种各样的事情搬到床上来做，

这样会让睡眠这件事变得更难。顺便提一下，我说的"各种各样的事情"不是光鲜的时髦杂志上说的那个意思。如果是因为那个原因让你少睡了几小时，我猜你大概也不会太介意的。

我说的那些事情，指的是比如把手提电脑架在枕头上加个夜班，或者是睡前在平板电脑上查一查电子邮件。

树懒也许能侥幸在同一根树枝上打盹、吃饭，处理像凝望苍穹这样的紧急事务，但你会发现，如果床只用来睡觉，入睡会变得更轻松。

藏起你的闹钟，减少焦虑

树懒睡觉时，枝头没有收音机、闹钟发出刺眼的光线晃进它们的眼睛。难怪它们这么擅长打瞌睡呢！

对那些睡觉困难户来说，床头钟真是个糟糕的主意。要忍住不去眯着眼看时间真是特别难，因为你想知道自己到底是辗转反侧了 3 个小时，还是只过去了几分钟。每瞥一眼床头钟，都会刷新一遍你的焦虑，焦虑今晚又睡不了多久，担心明天会不会是一副无精打采流着口水的模样。

把你的床头钟表放进离你远一点的抽屉里吧，这样你就没法动不动看时间了。当然，手机也应该是同等待遇。你最不该做的事就是在脸书上发帖说"长夜漫漫无心睡眠"，然后开始跟同病相怜的失眠患者聊天，结果到第二天早晨也没合过眼。

睡前给亲爱的消化系统，放个假

树懒大概能一边大口嚼着美味，一边进入梦

乡，可人类却应该让他们的消化系统在睡前缓一缓。树懒只需要消化几片叶子，而你呢？如果你把晚饭拖成了夜宵，还吃了来路不明的芝士、炸鸡和咖喱虾，就别怪你的胃让你没法入睡，谁让你不知道它有多辛苦呢？

哈哈，数羊不如数树懒

与其在脑子里数有多少只羊跳过篱笆，不如想象一群树懒正在以最自然的速度爬过来，它们像登山一样攀上篱笆，接着又爬回另一边去了。等你数到第十只树懒的时候，你不是在酣睡中，就是一睁眼发现天已破晓。

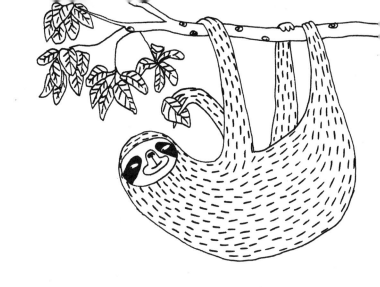

想象一片热带雨林，从杂念中游移出来

想象你正待在一个令人放松的地方，这已经被证明有助睡眠。设想在那个场景里有什么样的具体细节，你的注意力就会从各种念头上游移出来，在不知不觉中渐渐安睡。通常的建议是沙滩和草地，不过你可以想象在一片热带雨林里，自己正懒洋洋地挂在枝头，一样有助于睡眠。

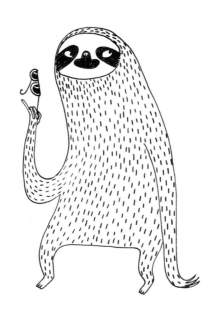

第十四章

懒式穿搭：不用纠结了，
记住墙的颜色，买同款

　　想要真正理解树懒，就得成为树懒。对大多数人来说，长出一颗毛茸茸的小脑袋，还能旋转270度，肯定是不可能实现的梦想了。不过，我还是想办法请树懒大师们给出了以下几条穿搭指南。

一个褶子都没有的衣服也太无聊了

凭借长长的四肢和强健的握力，树懒绝对能成为动物界的熨烫高手，可它们才不会这么麻烦自己呢。与其把牛仔裤熨得平平整整，它们情愿多花几分钟时间让自己放松一下，你也可以这么做。带着轻微褶皱的衣服，应该成为懒式修行达人们全天候穿着的不二选择。

穿上保护色，远离有毒的人

树懒的保护色可以让它们和自然环境融为一体，从而逃脱捕猎者，你没理由不试试看呀。瞧一眼你办公室的墙，记住它的颜色，再去买一件同色的 T 恤。这样，讨厌的同事就会对你"视而不见"啦。

高手都是直接拿碗倒扣在头上

在南美洲和中美洲，栖息着一群褐喉树懒，它们脸上的绒毛是米黄色的，脑袋和前额却长着深色的头发。一眼看上去，这发型就像是老妈倒扣一个碗在你头上，沿着碗边剪了一圈，还拍胸脯向你保证，凭妈妈的手艺，学校里没人敢说这不是理发店的水平。在你真正掌握了懒式修行的艺术后，你可能就会想要这样的碗盖头了。因为这样的发型能向全世界证明，你已经有足够的自信，不会担心任何人的想法了。

做个蓬松的爆炸头，放松放松心情

鬃毛树懒生活在巴西，脸上长了一圈圈长长的绒毛，酷似懒洋洋的20世纪70年代摇滚乐手。如果你是大胆的树懒爱好者，除了碗盖头外，蓬松的爆炸头也是一个很好的选择。

不用纠结了，365天同款又怎样？

要说连续好多天穿同一件衣服，可能的确是有点夸张了。不像树懒，你可是有汗腺的，穿过的衣服忍到最后还是得洗。但是，你可以每天穿相近款式的衣服，给生活加一点树懒的简约风。这样，你就再也不用浪费时间日常纠结穿什么了，还能有额外的工夫投身到懒式修行里去。

衣服宽松，心态会更放松

你不知道什么时候有机会做懒式瑜伽，那么就确保自己随时都穿着轻便舒适的衣服。如果你想一有空就练习懒式上举拽树叶的瑜伽动作，就把紧身牛仔裤、紧身T恤和厚重的夹克衫都扔了吧。

鞋子舒适，走路才不会分心

你会发现，如果一直穿着舒适的鞋子，把懒式散步放进日常生活就更容易了。散步时，舒服的鞋子能允许你把注意力完全放在周围的环境上。鞋子要是挤脚，也许会把你绊倒，那就会让你分心啦。

要我说，就接纳不成对的袜子吧！

所谓袜子不成对，就是两双袜子各穿一只，这是人类社会的大忌之一。谁要是一只脚穿红袜子，另一只脚穿绿袜子，还不如光着身子在街上走一圈。然而，是袜子把我们推向了这样的命运，因为它们每次都少一只，直到剩下的都落单。大多数人的解决办法就是发疯一样地在床底和沙发下找袜子，时间就这样溜走了。而树懒化的人类呢？他们会欣然接受袜子们阴差阳错的命运，把不成对的它们穿在脚上，安心享受随遇而安带来的额外时光。

懒式放松的极致体验是啥？

想要懒式放松的极致体验吗？试试带袖子的毯子吧。穿上这样的毯子，你再也不用把手臂从毯子底下抽出来啦，直接伸手拿马克杯就行。你知道的，要是树懒没有那一身可爱又暖和的"毛衣"，它们一定会买一条这样的毯子。

穿上马海毛毛衣，你就是一只树懒

特别想当一只树懒的时候，就穿一件马海毛毛衣吧。蓬松的细毛看上去和树懒身上的那件别无二致，会让你想起我们毛茸茸的朋友。可以买两件，一件米黄色的，一件绿色的，这样你就可以假装自己身上也长出了苔藓和绿藻。

是时候展现懒式穿搭的巅峰状态啦!

在尝试了几年树懒风格的各种穿搭后，是时候展示你的巅峰状态啦!把压箱底的装备拿出来吧，它就是树懒连体衣。只有最放松、最自信的人类才有勇气穿成一只巨大的树懒，出现在公司门口。尤其是对在军队或警察局工作的人来说，挑战就更大了。但是，只有穿上这件毛茸茸的连体衣，你才能真正向世界展示，什么才是树懒的觉悟。

两趾树懒实际上有三个趾头。它们的前肢只有两个爪子，但后肢却有三个爪子。可它们不在乎别人会怎么想，所以也懒得纠正。

第十五章

懒式约会：自洽而不猴急，明天不见下周见

　　树懒的交配仪式十分神秘，大师们还不能确定让树懒之间产生吸引力的特征究竟是哪些。不过，雌性树懒有时会发出刺耳的尖叫，这被认为是它们在发出求偶信号。雄性树懒闻声而动，即刻赴约，但这是一趟"长途跋涉"，树懒小姐的芳心恐怕还得按捺一段时间。

　　一个更惊人的转折是：雌性树懒在发情时会把一周一次的大号升级为一天一次，这个变化被认为是它们在向雄性树懒推送求偶广告。不过人类要是想约会，用这个办法可能不会奏效。

树懒的性爱时间不长，完事后也不怎么交流感情。它们差不多就是假装还会保持联络然后一转身各回各家的那种。

树懒一般喜欢独居，只有雌性树懒会和她的孩子一起生活长达 4 年之久。

这么看起来，树懒的恋爱生活似乎颇为惨淡，没有什么值得期许的。但即使树懒求偶的具体方式不能直接照搬，它们的恋爱态度对正在约会的人类或许会有所启发。

以树懒的轻松心态去寻找另一半，就会减少很多压力。也许你会发现，有人和你一样，也想要过每小时 241 米的慢生活呢。

约会时，我们可以怎样借鉴树懒的生活方式呢？以下是几条建议。

保持自己的节奏，你不急人家才会急

正如树懒是在不急不躁中找到心仪的那棵树，你也应该耐心地寻觅那个对的人。就像树懒一样，有一天你总会找到的。说这话并不意味着你应该拒绝某个潜在的完美伴侣，就因为人家的耳垂不一样大；而是说，不管怎样，都不用操之过急。

和生活里的许多事一样，比较是一件几乎没什么好处的事情。你可能也有这样的老朋友，他们非常有进取心，从一座里程碑迅速奔向下一座里程碑，人生仿佛是一款打怪升级的电玩游戏。他们前一秒刚订婚，这一秒就结了婚，下一秒买了房，再下一秒孩子已呱呱落地。

如果你逼着自己在他们后面亦步亦趋，结果

不会很美好。想一想树懒吧，它们沿着树枝爬自己的路，完全没琢磨过另一棵树上的对手在做什么，自己有进步就心满意足了。

　　在你找到意中人之后，依然可以保持树懒的节奏。收发短信时可以留出空隙时间，提议下周见而不是明天见，在关系伊始不必交浅言

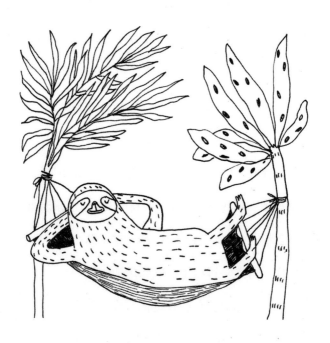

深。一上来就过多暴露自己会让对方感到不舒服，尤其在你把恋爱往事的细节告诉对方的时候。以后有的是时间分享，先以树懒的节奏迈出第一步。

从头脑编织的"爱情故事"中解放

约会前，试着做一个懒式练习，比如专注地呼吸。让它帮助你放松下来，用一种开放的心态去面对约会对象。

我们常常会编织关于自己的故事，也会动不动就把人生中的每一种经历融入到故事里去自圆其说，比如"有些类型的人不适合我"或者"上一段感情把我伤得太深"。尽力把自己从这些念头里解放出来，这样你就能一心一意地投入当下的约会。

找一家上菜超慢的餐厅，考验 TA

找一家当地上菜最慢的餐厅，跟你的约会对象提议去那儿见面。看看对方到了那儿会作何反应。如果他或她频频发出啧啧声，打着响指催促服务员，很有可能这不是一块成为树懒伴侣的好材料。

甚至在一家服务上乘、效率很高的餐厅，你也可以测试一下跟你约会的人。你在点菜上多花一点时间，然后选一份沙拉，像树懒一样慢悠悠地品尝着叶子的味道，观察一下你的约会对象有没有频繁看表。不过也不能太入戏，免得像树懒一样把桌子中央的花也一并吃掉。要不然，你的对象可能会急中生智，说忽然想起来自己还约了个人要赶去碰头。

如果关系有进展，你可以建议对方和你走一

段长路，在家里享受一个轻松的夜晚。要是对方拒绝了，想去打壁球或坐过山车，很可能这是一个信号，说明你的约会对象不适合懒式生活。

耐心倾听，让你更可爱

培养像树懒那样的耐心，学着关注当下，这样你就能成为一个善于倾听的人。倾听是一项相当罕见的技能，这可能出乎很多人意料。真正的倾听意味着你要全神贯注地听对方说了什么，还要能提出贴切的问题，而不是一个人滔滔不绝地说些题外话。

拼命表现理想化的自己，是一种内耗

树懒很乐意做自己，你也可以从它们身上

汲取自信约会的灵感。千方百计想呈现一个理想化的自己会消耗你的精力，也会阻碍你诚实地跟对方交流。瞧瞧我们的树懒朋友，它们从不理发，身上的青苔几个月都不洗，却还是那么招人喜欢。

花点时间，觉察自己的心意

赴约时保持开放的心态很重要。同样，在约会结束后，觉察一下自己的想法也很有用。你可以再花点时间专注呼吸，倾听内心的独白。

是时候从树懒模式，切换到猎豹模式啦！

虽然树懒的方法可能很管用，你早晚会遇到

一两个感觉不对劲的家伙。如果你的约会对象提到自己特别爱看亚当·桑德勒的喜剧片，或者特别喜欢蹦极，是时候从树懒模式切换到猎豹模式了——快跑！

所以，有时候中午见面比约会一整个晚上更明智。毕竟，要假装办公室来电让你回去，下午1点比晚上9点容易得多。

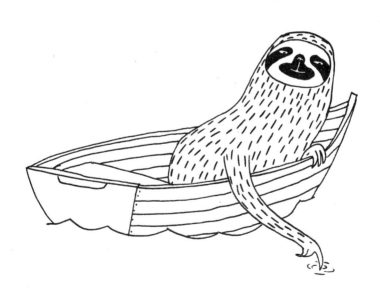

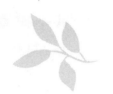

　　雌性树懒有时会用高音发出尖叫来求偶。为什么雄性树懒觉得这样很有吸引力？人类尚不清楚，也不知道等配偶候选人终于爬到约会地点时，雌性树懒还有没有心情谈情说爱了。

第十六章

懒式育儿：纵使情绪像子弹，也从念头回到当下

你是不是认为，育儿期是人生中最没法儿用到懒式修行的一个阶段？如果有个蹒跚学步的小屁孩在你背上骑大马，往你身上贴《狗狗巡逻队》贴纸，确实，懒式下趴也没法儿帮你放轻松。然而，即便在这么抓狂的时刻，树懒依然可以是你学习的榜样。

虽说树懒一般都喜欢独居，它们却愿意为育儿破例。树懒宝宝在出生后的几周里都一直挂在妈妈身上。它们跟着妈妈一起生活到 4 岁左右，才磨磨蹭蹭地去寻找属于自己的那棵树，开启独

自栖息的人生，哦不，是"懒生"。树懒不用在周末把脏衣服带回家洗，所以对树懒妈妈来说，育儿阶段基本告一段落。

相比之下，人类和自己幼崽之间的关系可就复杂得多了，持续的时间也远远超过4年。但树懒的心态依然有用。

婴儿期：初来乍到，安抚濒临崩溃的情绪

人类宝宝可能没有树懒宝宝那么萌，但它们有很多相似之处。虽说婴儿在出生后不用挂在你身上几个礼拜，可要挤出一个属于自己的时间来做懒式修行，也还是困难重重。

况且，就算你好不容易逮住某个空闲时间，也可能事与愿违。比如，一个简单的呼吸练习很

快就变成伴随着阵阵鼾声的"呼呼练习"了。因为带娃，你拥有了无数个不眠之夜，它们让你一头栽倒在沙发上，睡得不省人事——修行就此成了补觉。

但其实，你还是有办法在带娃的时候找回树懒自带的平和体质。像给婴儿洗澡、喂食、推婴儿车这类日常育儿的工作是可以转化为懒式练习的。换尿布可能不行，这个活儿怎么都没法让人放松下来。

做这些事情时，关注你的身体感受，把注意力集中在此时此刻。育儿早期的工作是很容易让家长崩溃的，你会发现担忧、快乐、沮丧这些情绪像子弹一样在心里嗖嗖乱窜。注意你的念头，但不要停留在念头上，把注意力拉回到你手头正在做的简单任务上。

学步期：在被逼疯前，拥抱生活的不完美

现在，宝宝能到处走动了，而你的困倦、忧虑不但不少，还增加了体力上的消耗。追着吃蜡笔的熊孩子满屋子跑时，你可能感觉自己离树懒的样子遥不可及了吧？不过，要相信，在你快被逼疯时，懒式心态仍然可以成为你内心的定海神针。

懒式家长在与学步期的宝宝搏斗时，学会了拥抱生活的不完美。杯子会被打碎，墙会被涂花，出门后发现衣服上有不明污渍，你会祈祷是牛奶而不是宝宝的呕吐物。原本极简主义的房子如今塞满了乐高积木，不小心一脚踩到玩具消防车，巨响的警报声把你仅存的片刻平静震得粉碎。

留出夜晚的时间来做懒式练习非常重要，哪怕你再怎么想把自己抛上床，困到三秒入睡。因为第二天你需要足够强大的平稳情绪来面对某些场景，比如说，宝宝哭了、尖叫了、踩着自己脚了，或者你哭了、尖叫了、踩着自己脚了。

白天也尽可能地利用安静的片刻。可能是宝宝咕嘟咕嘟喝奶时，画画或摆弄玩具时，利用这个喘息的机会，集中精力做一次放松训练。

大孩子期：给自己和孩子腾出懒式空间

你也许会发现，随着孩子一天天长大，他们醒着的时间都被忙碌的各种活动填满了。他们不是在上学，就是在参加课后活动；不是在疯狂地赶作业，就是在拼命打游戏。

哪怕是精力最充沛的孩子，总有一天也会被

这样的强度给压垮。正如你在自己的生活中留出懒式空间来重返心灵的平静，你也可以尽力帮孩子这么做。比如，腾出时间和孩子共同参与一些安静的活动，可以是画画或者乡野散步。同时，你可以鼓励他们多阅读少盯着屏幕，这样才能为生活注入更多你急需的定力。

青春期：心理调频，缓和人类不同意志间的疲劳战

你大概会觉得，你的娃到了青春期就已经是树懒无疑了。因为他们变成了懒觉专业户，全身上下很可能也长满了绿藻。如果不是整天皱着眉头，谁是树懒谁是你家孩子还真不好说。

但真相是，青春期那几年和树懒的状态完全不搭边。许多青少年的情绪状态距离懒式平和心

境那简直不能再远了。当他们在努力建立自己的身份认同时，能把任何事情都转化为一场人类不同意志之间的疲劳战。

这样的艰难时刻是对你的懒式修行最大的考验。你要尽力把心理的频率调到树懒的电台，花时间真的去倾听青春期的孩子。避免把每次对话都变成家长式的说教。即便你讲得再合理，在他们听来都像是到了没得讨论的地步。

听听青春期的孩子想说什么，花时间去理解他们要表达什么。他们表达得可能会有不一致的地方，你不用太意外，因为他们正在形成对自己的身份认同。

在某些时候，冲突难以避免。你的孩子在青春期需要通过争论和对抗来回答"我是谁"的问题。如果出现了这样的情况，你至少要保证留出个人时间，让自己先找回树懒的平和。

第十七章

懒式生活现场：警惕被动攻击型人类，从灵魂无视

在整本书中，智慧的树懒大师组已经为人类

生活的重要方面贡献了很多建议。可是，生活中

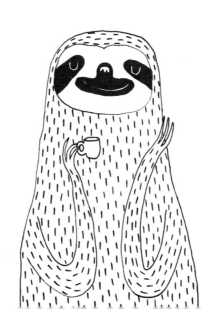

还有许多更琐碎的闹心事，除非获得懒式平和的加持，不然真能把人逼疯。以下是现代人经常遭遇的闹心事，请看树懒如何为我们支招。

淡定，就算夜里汽车叫个不停

大家都经历过这样的场面：一阵阵尖锐的汽车警报声划破夜空，也惊扰了你的午夜清梦。你立刻冲到门外一探究竟，把邻居的财物看得比自己的命还值钱。又或者，你用手指堵住耳朵，气得咬牙切齿。而邻居的反应跟你一模一样，他们以为是你的车在扰民，因为汽车警报声听上去都一个样。

树懒深表同情，在这件事情上，它们和你算是同病相怜。树懒说，它们家附近的鸟有时也会发出求偶的叫声，裸喉钟雀和尖声伞鸟的嗓门实在太大了，影响它们美美地打盹。如果你觉得噪声把你吵到睡不着，但事实上很可能是愤怒的情绪反应让你辗转反侧哦。树懒建议你换成懒式下趴的姿势，专注呼吸，努力摆脱让自己生气的念头，直到缱绻的睡意再次降临。

干脆把密码抄在纸上

你不过就想买双鞋，买张电影票，可网站非得让你先注册才能付钱。你一注册吧，就得设置密码，密码组合还必须复杂到只有量子物理学家看了才不会疯的程度。虽然知道自己记不住这一长串符号，但是没办法，你还是向这些牛哄哄的网站低头。

树懒大师们起初提的建议是：把网购抛到九霄云外去吧，出门捡树枝，一分钱也不用花。可我表示，如果网购的是瑜伽垫或树懒连体衣这些重要的物资，不买恐怕也不行啊，是不是？它们思忖了一会儿，最后给出的建议是：把密码写在纸条上，把它放在电脑旁边。是的，也许会有人闯进你家，偷看你的密码，然后上网给你多订双鞋，我不确定。但有一点我敢保证，不把密码记下来，你最后肯定忘了个一干二净。

区区一个骚扰电话，奈何不了你

铃声响了，你以为是个重要来电，一个扑腾跳出浴缸去接电话，结果却听见电话那头的人问："您是不是出了事故没得到赔偿呀？"你咆哮着说没有，但对方要再敢打来电话，出事故的就会是他们。放下电话后，你心里却越来越不好受——打电话的人也不过是为了养家糊口啊，至于对人家大喊大叫吗？你陷入了沉思，不知道当年还是个热血学生的自己会对刚才的一幕作何感想？

树懒们说，它们游泳的时候很专心，不论是谁叫得再大声，都不会让它们分心。树懒们建议人类，在泡澡这样的懒式放松时刻，记得要关掉手机，关掉烦人的电子产品，关掉关掉，统统关掉！

评论区是重灾区，远！离！评！论！

你被一个猫咪奇葩行为的视频给逗乐了，于是决定瞥一眼网友的评论。你以为自己会看到的是"天哪！这也太萌了吧"外加一颗小红心的表情。没想到啊，这么可爱的视频竟然引发了一场骂战，一边是故意煽动的键盘侠保守派，另一边是一惹就怒的玻璃心自由派。

树懒大师组给出的建议是：除了特别要紧的事情之外，比如使用网上银行、给树懒宝宝看视频，非必要不上网。如果你还是坚持要"网上冲浪"——20世纪90年代的古早说法，远！离！评！论！区！

遇见大嗓门，就做个懒式静心练习

这一回，你总算在火车上坐到了位子。更棒的是，这个座位还自带桌子。对面的那个男人看起来也人畜无害。太好了，你终于可以美滋滋地靠着椅背，目不转睛地望着窗外飞快移动的树影，幸福地如同徜徉在树懒最爱的绿荫下。然后，对面的男人拨了个电话。他的嗓音是如此洪亮，你甚至在想他是不是真的需要用手机，财务部的老王肯定能听到他在火车上的声音吧？

　　接着，他又拨了个电话，一个又一个。没有一个电话听着是紧急到没法发邮件的。你开始怀疑，这大嗓门的家伙是不是只在公共场所打这些电话，因为他就爱别人把自己当成个重要人物。

　　和汽车警报一样，树懒对此也能感同身受。它们的静谧时刻好多次都被吼猴给搅和了。吼猴跳上它们的枝头，从喉咙里发出低吼，怪吓人的。显然，它们这么做是为了保护领地，其实跟火车上打电话的家伙也没多大区别。

　　对此，树懒的答案跟应对汽车警报的方法非常相似：做个懒式练习，引导自己进入树懒的心境，那里风平浪静，连火车上的大嗓门也奈何不了。要么试试这个方法，要么就学大吼猴一阵狂喊，喊到对方承认车厢是你的领地，知趣儿地溜走。

剧透一朵云的曼妙

你有部最喜欢的剧，这几个星期，你都满怀期待地等着它的大结局。最后一集播出的那天早晨，你一觉醒来，却发现社交媒体上某个不相熟的人已经看完了，还剧透了那个充满反转的结局。

树懒大师们对这个问题没有多大共鸣。它们不能理解为什么有人喜欢看电视，而不是天上的云朵。其中有位树懒说，曾经有只鸟儿飞到更高的枝头，向它描绘它看不到的一朵云的曼妙。这也算一种剧透吧，可树懒却还是觉得很高兴。

远离被动攻击型人类

树懒非常清楚哪些邻居会招惹自己。这些邻居要不就是没什么恶意的，比如"唉唉"叫的指猴，要不就是来势汹汹的，比如角雕。树懒不需要去担心，谁看上去人畜无害，背地里却密谋用利爪撕碎它们。

对人类来说，事情可就没那么简单了。有些人说话听上去客客气气的，可事后你再一琢磨，却发现他们话里话外都在骂你。他们可能会写一张标题叫"友情提醒"的纸条，内容是"如果大家用完杯子能马上清洗，那真是善莫大焉"。他们的每一次赞美里都夹杂着冒犯，最后的意思都变味儿了。比如他们会说："我真高兴你周五终于还是来了，可遗憾的是呀，你却不愿意多待一

195

会儿。"而且，你从他们那儿得来的任何道歉都有个话外音，那就是你反应过度了，所以都是你的错。

树懒大师们表示，这的确是很烦人的行为举止，不过它们认为，视而不见大概是最好的办法了。被动攻击型人类有时只是想挑衅别人，要是得不到回应，他们也只好放弃了。

无论如何，在继续懒式修行的路上，你都应该让内心获得更深层次的从容淡定。你会承认，那些不好相处的人都有自己要解决的议题，这样的话，他们再要冒犯你，就变得越来越难了。

享受科技，而不是成为科技的奴隶

我们曾经以为，科技发达了，人类的生活就能变成一个无比休闲的快乐天堂。我们以为，

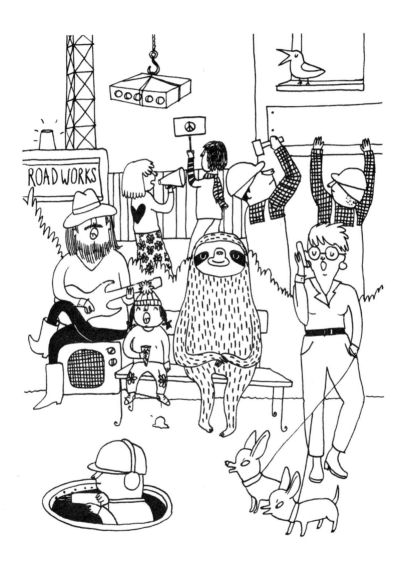

ROADWORKS

197

未来最让人挠头的问题是多出来的自由时间该怎么打发。好了，现在未来已来，说好的自由时间呢？似乎并没有如约而至。

一部分问题出在当我们看到事情变容易了，就决定要做得更频繁。比如说，使用洗衣机比在溪边拿石头打衣服要方便得多，于是我们决定衣服得穿一次就洗一次，哪怕衣服上连个汤汁的影儿都找不着。

发电子邮件比写信要快得多，于是一封邮件能搞定的事，变成了必须发五封。我们每天收发电子邮件无数次，比以前拿钥匙开信箱多了不知道几倍。深层的原因来自那个根深蒂固的观念，那便是：忙碌才是好的，闲着是一种罪过。

树懒大师们说，它们对任何技术都没兴趣，不过人类坚持要使用技术的话，那至少应该好好安排科技带来的额外时间。下一次当你在使用吸尘器或洗碗机的时候，想一想这些产品的意义。它们的到来不是为了让你吸更多的尘，洗更多的碗，而是帮你节省时间，这样，你才能有更多的懒式放松时刻呀。

消停吧，那些爹味说教！

当雄性人类以居高临下的傲慢姿态对着雌性人类讲道理时，爹味说教就开始了。如果雌性人类在这个领域取得了博士学位，而雄性人类只是刚刚去维基百科上瞟了几眼就开始高谈阔论，那爹味就更浓了。

除了交配的季节，通常情况下雄性树懒和雌性树懒都懒得交流，因为它们都在忙着懒式爱好呢，顾不上聊天。不过，树懒在这点上很有共鸣，因为有时候它们也很烦有些人，比如代表人类大老远跑到雨林来说教的戴维·阿腾伯格。①

　　树懒们说，虽然对待冒犯更好的做法通常是置之不理，但遇到爹味说教的人，你应该跟他们正面对峙。那些人并不是存心要这么无礼，而是真的以为自己啥都比你懂。那就别错过这个教他们懂事的机会。届时，你要用最居高临下的口气让他们明白，什么是爹味说教。

看一部气质安静的文艺片

　　他们迟到了。他们窃窃私语。他们的窃窃私语变成了讲话声。他们开始互相提问，如果好好看电影而不是讲话，就不会提那些愚蠢的问题。随后他们玩起了手机，屏幕亮得刺眼。他们猜起

---

　　① 戴维·阿腾伯格（1926—　　），英国人，著名自然博物学家，主持人。

了电影的结局。他们大口嚼着吃的，大声喝着饮料。他们发出窸窸窣窣的声音。他们吸鼻子。他们咳嗽。以上所有这些之外，他们居然还戴着一顶巨大的帽子坐在你前面。

你打算开口说些什么，可转念一想，要是那样的话，你接下来都会因为发飙而感觉很糟糕。所以本该好好看电影的你就在位子上发呆，听着那帮人叽叽喳喳。

树懒们并没有表现出多少同情。它们认为，就算旁边没有讨厌鬼，观影这件事也太紧张、太疯狂了。我向树懒们描述了人类最伟大的几部电影，它们一部都不喜欢。

或许，解决办法是找一家离你最近的艺术电影院，点播一部节奏更慢、更安静的文艺片。在那儿，你碰到讨厌鬼的概率大大降低。而且，谁要是呼吸声重一点，一定会引来文艺片爱好者们的侧目和"嘘"的抗议。

养精蓄锐，松开紧紧抓住的"电话树"

树懒最爱树了。没有树，它们就没有叶子当零嘴，也没有树枝可以荡秋千。可树懒大师组却郁闷地发现，有个被称作"电话树"的玩意儿居然是人类世界里最令人恼火的发明之一。

"电话树"就是一种自动呼叫系统，在播报菜单后请我们按键选择，这样电话就会被转到某个接线分支。然后呢，我们很可能就被晾在那儿几个小时没人理，就跟树懒把自己晾树上差不多。

你"上树"的时候已经很恼火了，因为你花了半小时才在这家公司的网站上找到联系电话。如果连"常见问题"这一栏都没法解答你的问题，那么，自动回复的机器人接线员就更帮不到你了。可是，你还得熬着不能掉线，死死抱着"电话树"，就跟树懒用爪子紧紧搂着它的树枝一样。

树懒大师们表示，这个过程确实让人闹心，但这就跟排队的道理一样，它们还是建议你调整一下自己的预期。花几分钟做一做懒式深呼吸，然后找一把舒服的椅子，安安心心地坐下。现在，你可以正式开启这趟宏伟漫长的"爬树"之旅了。

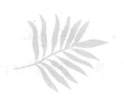

　　树懒平时养精蓄锐，只在要紧的事情上花体力，比如，寻觅美味的叶子。对你来说，哪些事情是至关重要的？尽量也把精力留给它们吧！

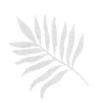

后 记

脑补树懒，日常的一地鸡毛皆为懒式修行

　　我希望这本书能鼓励你慢下来，静下来，就像和树懒一起散步那样，缓缓地、平和地去生活。如果你读这本书的时间比读《指环王》还要久，那可能说明它真的做到了这一点。

　　让懒式修行的光芒照进生活的每一处角落吧：

　　在怡人的绿荫下漫步；

　　能走路就不开车；

🌸 放下快餐，多吃菜叶；

🌸 放慢节奏，加速工作；

🌸 清理杂物，简化家居；

🌸 用一半的速度完成任务；

🌸 把精力注入最有意义的事上；

🌸 每天的安排都有留白；

🌸 在家要读的是书，不是邮件；

🌸 一次就做一件事，全心投入这件事。

不是每件事都能切换到树懒的速度。如果你正急匆匆地赶飞机，把速度降到每小时 241 米，恐怕不是最佳决策。但无论怎样焦头烂额，你都应该留出专门的时间，去树懒的世界里待一会儿。

在脑海里描绘出这位稳重的动物朋友吧，想象它们在枝条上徐徐挪动，只为寻觅一片"梦中情叶"。很快，现代生活的压力从你的肩头瓦解，你会发现自己和树懒一样，如此自在，如此幸福。

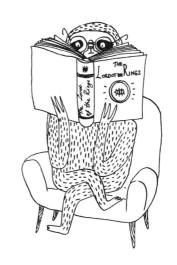

只要你愿意，日常生活里的任何事情都可以转化为安抚心灵的懒式练习，只要你放慢速度，全心投入。刷牙、切菜、铺床……这些小事都能成为懒式修行，让你的每一天都拥有安然静好的当下。